Katharina Hofer-Schillen

Freundin auf Zeit

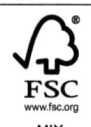

Katharina Hofer-Schillen

Freundin auf Zeit

Erfolg durch
alltagstaugliches Selbstmanagement

1. Auflage 2015

© Katharina Hofer-Schillen

Bibliografische Information der Deutschen Nationalbibliothek: Die Deutsche Nationalbibliothek verzeichnet diese Publikation in der Deutschen Nationalbibliografie. Detaillierte bibliografische Daten sind im Internet unter http://dnb.d-nb.de abrufbar.

Lektorat: Mag. Sigrid Strauß
Umschlaggestaltung und Grafiken: Carmen Mirnig
Layout: MMag. Wolfgang Hoi

Fotos: Andreas Schuller/privat
www.schillen-friends.com

Herstellung und Verlag: BoD – Books on Demand, Norderstedt, Deutschland

ISBN 9783738650761

Inhaltsverzeichnis

Einleitung

Liebe Leserinnen und Leser,

wie oft hört man: „Wenn die Kinder aus dem Haus sind und ich wieder mehr Zeit habe, dann …" oder „Ich träume davon, einmal …"

Wenn Sie jetzt denken: „Ich wünsche mir, dass alles bleibt, wie es ist", dann kann ich nur gratulieren. Wenn Sie aber der Meinung sind, Sie benötigen ein Update, beruflich oder privat, dann lesen Sie weiter. Dieses Buch inspiriert, gibt wertvolle Tipps und Anleitungen, Veränderungswünsche bewusst wahrzunehmen, zu konkretisieren und umzusetzen.

Die Idee, dass das Leben in diesem Augenblick zwar gut ist, aber in absehbarer Zeit doch noch besser werden könnte, begleitet fast jeden. Jeder Mensch hat ungenutzte Potenziale, Talente, Visionen und Träume. Vor allem Frauen (deshalb wurde dieses Buch auch hauptsächlich für sie geschrieben) stehen sich mit ihren Wünschen, Hoffnungen und Zielen, verbunden mit klaren Befürchtungen, gerne selbst im Weg. Diese Komponenten sind dann der Grund, sich nicht zu trauen, ins kalte Wasser zu springen und neue Wege einzuschlagen. Seit mehr als 20 Jahren bin ich hauptberuflich im Bereich PR, Marketing und Kommunikation tätig. Meine vielen Erfahrungen im Umgang mit den unterschiedlichsten Menschen haben mich geprägt. Zusammen mit geballtem Know-how setze ich sie in meinen Workshops erfolgreich um. Neben klassischen Lebensthemen und Persönlichkeitsbildung beschäftige ich mich damit, wie Strukturen und Perspektiven für bewusste Veränderung herausgearbeitet werden können. Meine Ausbildung zum zertifizierten Coach kommt mir natürlich hierbei sehr zu Gute.

Bei den Gruppenseminaren kommen meine liebsten Coachingtools zum Einsatz, die ich in diesem Buch vorstelle, verbunden mit inspirierenden Lebensgeschichten. Die Selbstmanagementmethoden sind einfach anzuwenden, dienen der Selbstreflexion und sind die optimalen Lösungsfinder. Sie werden sehen, es macht Spaß, mit diesen Instrumenten zu arbeiten!

Für meine Klienten bin ich selbst das beste Vorzeigebeispiel. Ich lebe das, was ich lehre. Mein ganzes Leben ist voll von Zufällen und von Zielen, die ich verfolgt und meist auch erreicht habe. Denn ich erkenne Chancen und nutze sie. Diesen „Chancenblick" hat allerdings jeder, weil jeder die Fähigkeit besitzt, Chancen zu erkennen – nur nutzt sie nicht jeder. Es ist erschreckend, wie groß unsere Potenziale sind und wie wenig wir davon leben. Deshalb sind Impulse von außen so wichtig. Sie lenken Ihre Gedanken in andere Richtungen und führen zu oft überraschenden Lösungsansätzen. Außerdem sollten wir uns jeden Tag selbst Gutes tun. Denn wenn nicht wir, wer dann? Das Leben kann wunderbar sein und selbst schwierige Zeiten sind einfacher zu bewältigen, wenn man das Prinzip des Wohlfühlens gut geübt hat und hilfreiche Tools kennt, um den Alltag leichter zu machen. Dabei möchte ich Ihnen mit meinem Buch helfen.

Im Übrigen werde ich Sie, liebe Leserinnen und Leser, ab jetzt duzen, denn ab jetzt begleite ich euch ein Stück auf eurem Weg und bin somit eine „Freundin auf Zeit"!

Eure Katharina

Anleitung zu diesem Buch

Wie dieses Buch funktioniert und du daraus den größten Nutzen ziehst? Ganz einfach. Die Lebensgeschichten ermutigen und laden dich dazu ein, vieles aus einem anderen Blickwinkel zu sehen. Sie sind bewusst ausgewählt und aus jeder Erzählung wirst du etwas für dich mitnehmen.

Denn viele Lösungen sind so nah. Man muss sie nur erkennen und danach greifen. Deshalb sind in den Kapiteln immer wieder Übungsteile zum Ausfüllen eingebaut. Denn wenn man sich über ein Thema Gedanken macht, setzt das Energie frei. Energie, die man für die Lösung braucht.

Aber man braucht auch Tools, die sich bewährt haben. Ich habe die meiner Erfahrung nach alltagstauglichsten Übungen, von denen ich überzeugt bin, dass sie optimale Wegbegleiter sind, zusammengestellt.

Wende die an, die zu deiner Situation passen und überleg, welche Schritte notwendig sind, um an dein Ziel zu kommen. Nimm dazu den einen oder anderen wertvollen Alltagstipp von mir mit und stell dein eigenes Basispaket für die Zukunft zusammen!

Mit diesem Buch wird dir deine IST-Situation unverfälscht veranschaulicht und du bekommst mehr Klarheit für dein Leben. Wenn du es immer bei dir trägst, kannst du zu jeder Zeit und an jedem Ort alles, was dir gerade einfällt, in die dafür vorgesehenen Felder eintragen. Deine Gedanken gehen dann nicht verloren.

Coach this and coach that

Manchmal braucht man zur Lösung eines Problems eine außenstehende Person. Zum Beispiel einen Coach.

Die Bezeichnung „Coach" ist mittlerweile zum Modebegriff geworden. Eine Flut an selbsternannten Experten überschwemmt den Markt. Neben Altbekanntem wie Sport- und Businesscoaches versprechen inzwischen auch Gesundheits-, Fitness- und Hundecoaches, um nur ein paar Beispiele zu nennen, eine Bereicherung unseres Alltags.

In Deutschland kann sich jeder Coach nennen. Der Titel ist ungeschützt, zumindest in Deutschland. Sogar die Promis der Kochsendung „Grill den Henssler" haben einen eigenen Kochcoach. Dass die Vielfalt an Angeboten eine Abwertung des Begriffs und der Seriosität des Berufs nach sich zieht, liegt auf der Hand. Diese Erkenntnis hat mich dazu gebracht, dass ich mich lieber als Erfolgstrainerin und Rednerin bezeichne oder eben als „Freundin auf Zeit".

Aber natürlich gibt es auch absolute Profis auf ihrem Gebiet und die sind jeden Cent wert, denn durch sie findet man sich in einem besseren Leben wieder. Die Rolle des Coaches ist es, durch passende Fragen und Impulse den Kunden (im Fachjargon heißt es Coachee) dabei zu unterstützen, dass er den für ihn optimalen Lösungsweg selbst findet. Und warum? Weil die eigene Erkenntnis viel nachhaltiger und länger wirkt als das, was jemand anderer ihm sagt.

Welcher Coach passt zu mir?

Wie du den richtigen Menschen findest, der dich begleiten soll? Auf jeden Fall erst einmal im Freundeskreis nachfragen, denn vielleicht kann dir jemand einen Coach empfehlen. Dann im Internet recherchieren, ob dich eventuell eine Website anspricht. Hilfreich ist dabei die österreichweite Coachingplattform www.coaching.cc. Beim Erstgespräch, das meist unverbindlich ist, spürst du dann sofort, ob der Funke tatsächlich überspringt.

Ein professioneller Coach ist neutral und arbeitet strategisch lösungsorientiert. Du bekommst keine Ratschläge, sondern wirst dabei unterstützt, deine eigenen Lösungen zu finden. Wenn du den passenden Coach für dich gefunden hast, kann das für dich wie ein Sechser im Lotto sein. Relativ schnell wirst du dann bemerken, dass eine spürbare Veränderung stattfindet und dein Leben sich positiv verändert.

Auch eine beste Freundin kann ein guter Coach sein. Auf anderer, sehr privater Ebene. Sie steht mit Rat und Tat zur Seite, bestenfalls ein Leben lang. Wobei das leider oft auch kontraproduktiv sein kann, da genau die Menschen, die einem am nächsten stehen und die einen am meisten lieben, oft auch die eigentlichen „Ausbremser" sind. Weder die Eltern noch enge Freunde sehen es gerne, wenn der geliebte Mensch zum Beispiel für eine Weile ins Ausland gehen möchte und dafür einen „sicheren" Job aufgeben müsste. Beliebte Sätze der älteren Generation beziehungsweise derer, die meist selbst sehr unzufrieden sind, weil sie sich schon lang im Hamsterrad bewegen, sind in solchen Fällen: „So einen Job kriegst du nie mehr. Warum gehst du das Risiko ein?"

Meine Coachausbilderin Monika Scheddin sagt zu diesem Thema: „Erzähl nur Menschen auf gleicher Wellenlänge von deinen Träumen, denn alle anderen werden dich in deine vermeintlichen Schranken weisen wollen." Ähnlich verhält es sich mit dem sogenannten Krabbenkorbphänomen: Wenn man lebende Krabben in einem Korb sammelt, könnten sie alle problemlos aus dem Korb krabbeln. Da aber jede die erste sein will, ziehen sie sich immer wieder gegenseitig zurück, sodass keine hinauskommt – und schließlich landen alle gemeinsam im Kochtopf. Achte also darauf, dich nicht mit Krabben zu umgeben.

Was bringt Coaching?

Zunächst einmal nimmst du dir bewusst Zeit für dich und dein Thema. Ein Coach begleitet dich dabei, deine Ziele zu definieren und neue Möglichkeiten und Alternativen zu finden, sie zu erreichen. Die Wahrnehmung wird dabei gezielt entwickelt. Verbunden damit steigert man seine eigene Souveränität und wird gelassener. Du wirst sensibler im Umgang mit dir, deinem Umfeld und verschiedenen Ansichten und du lernst, lösungsorientiert zu denken und zu handeln.

Gründe für ein Coaching

In Deutschland hat bereits jede zweite Führungsposition einen ständigen Coach. Auch in Österreich wurde dieses Potenzial erkannt und Unternehmer holen sich immer mehr Coaches ins Haus, um die Zusammenarbeit der Mitarbeiter und innerbetriebliche Abläufe zu optimieren. Aber auch bei anderen Problemen im Arbeitsleben oder beim Jobwechsel kann ein Coaching hilfreich sein.

Manche Menschen haben zwar ein klares Ziel vor Augen, wissen aber nicht, wie sie es umsetzen können. Oder sie stehen vor der Frage, ob sie ihre alten Träume verwirklichen können oder doch aufgeben müssen, vielleicht sogar ihre Werte überdenken oder einen neuen Sinn in ihrem Leben finden müssen. Andere haben mit Konflikten aller Art zu kämpfen – mit der Familie, dem Partner, Freunden oder Kollegen – oder sind mit der oft erwähnten Work-Life-Balance überfordert.

All das kann in einem Coaching bearbeitet werden. Außerdem ändern sich die Probleme, die man zu bewältigen hat, je nachdem in welchem Lebensabschnitt man sich befindet. In der Kindheit und Jugend ist noch alles auf Neugierde programmiert. Nach dem Schulabschluss kommt dann die Ausbildungszeit in Lehre oder Studium. Die ersten Berufserfahrungen folgen, auch erste feste Beziehungen. Von 20 bis 40 zeigt sich, wer eine Familie gründet, Karriere macht, ein Haus baut. Zwischen 40 und 50 sind Haus, Familie und Job fester Bestandteil des Lebens und in den Tagesablauf integriert. Die Bedürfnisse ändern sich. Nicht ohne Grund gibt es Magazine für reifere Frauen, denn ab 40 beginnt eine magische Zeit.

Man blickt nach vorn, zurück, Lebenssituationen ändern sich. Die Kinder brauchen einen nicht mehr so wie früher. In der Ehe ist man nach der langen Zeit auch nicht mehr auf Rosen gebettet. Oder sie wird – ganz klassisch – sogar geschieden. Der Freundeskreis spaltet sich auf. Die Kinder sind aus dem Haus, der Tagesablauf ist nicht mehr fremdbestimmt. Du fühlst dich allein. Auch beruflich tritt man auf der Stelle oder schafft den Einstieg nicht mehr, weil man lange Zeit der Kinder wegen nicht mehr gearbeitet hat. Man dreht sich im Kreis. Unzufriedenheit stellt sich ein. Man möchte etwas ändern, aber die Komfortzone ist noch zu groß, die Not zu klein.

Außerdem es gibt viele Gründe, eine Veränderung nicht herbeizuführen, zum Beispiel, weil man Angst vor Veränderungen hat oder schlechte Erfahrungen gemacht hat. Manchmal liegt es auch am mangelnden Selbstvertrauen oder an fehlenden Vorbildern, nicht zu vergessen Stress, Bequemlichkeit und Resignation. Aber was es auch sei, man kann daran arbeiten. Am besten mit der Hilfe eines Coaches.

Wie sieht dein Lebensplan aus?

Auch mir als Coach ist nicht immer nach lösungs-orientiertem Denken zumute, aber ich kann gut zuhören und die Menschen schenken mir ihr Vertrauen, weil sie sich bei mir gut aufgehoben fühlen. Deshalb sehe ich diese Begabung als Berufung und habe sie zum Beruf gemacht. Nicht immer handelt es sich jedoch um eine typische Coachingsituation, wenn ich jemandem helfe, einen neuen Lebensweg zu finden. Manchmal schütten mir wildfremde Menschen irgendwo unterwegs, zum Beispiel im Zug oder in einer Bar, ihr Herz aus.

Vor kurzem komme ich so mit einer jungen Frau ins Gespräch, nennen wir sie Claudia, die mir erzählt, dass sie Kunstgeschichte studiere und nebenbei als Stewardess eines Privatiers arbeite. Das aber gefalle ihrem Freund gar nicht, da dieser sehr eifersüchtig sei. Sie befinde sich zudem in der Zwickmühle, da sie bald Kinder haben wolle, das bei ihrem Lebenspartner aber noch nicht auf dem Plan stehe.

In kürzester Zeit habe ich alles Mögliche über ihre Persönlichkeitsstruktur und ihre Lebenskonflikte erfahren. Zusammengefasst stellt sich ihre Situation wie folgt dar:

- Claudia und ihr Partner sind mitten im Studium. Die Diplomarbeit steht bei beiden noch bevor.
- Gleichzeitig hat Claudia einen großartigen Job mit optimalen Arbeitsbedingungen und dem Vorteil, dass sie als Stewardess die Welt bereist.
- Ihr Lebenspartner ist eifersüchtig, weil Claudia oft lange weg ist und ihr Chef wohl auch sehr interessant ist.
- Sie möchte Kinder und am liebsten jetzt schon damit beginnen, da es durchaus sein kann, dass es nicht gleich klappt. Ihr Partner möchte noch keine Kinder, wohl aus Angst vor der Verantwortung und weil er sich dafür auch noch zu jung fühlt. Das Studium soll schließlich erst noch abgeschlossen werden. Verhütungsmethoden sind ein großes Thema, worunter auch die Lust leidet.

Kurzerhand arbeite ich mit ihr auf einer Serviette einen Masterplan aus. Allein mit Hilfe einer gedanklichen Zeitstruktur, verbunden mit konkreten Fragen, wird die Situation für Claudia klarer. „Wie lange dauert das Studium noch bei euch beiden? Wie sind die Kündigungsfristen des Arbeitsvertrages? Hast du die Rechte des Mutterschutzes schon geklärt? Wo soll dein neuer Arbeitsplatz sein? Wie lässt sich die Arbeit mit Kindern kombinieren? Was ist der gewünschte Wohnort bzw. Lebensmittelpunkt?"

Diese und noch weitere Fragen oder vielmehr ihre Antworten darauf haben enorm viel Klarheit gebracht. Das aktive Auseinandersetzen mit ihrer Situation hat eine unheimliche Kraft und Claudia kann es kaum erwarten, ihre Zukunft – hoffentlich zusammen mit ihrem Partner – zu strukturieren und Wege dorthin vorzubereiten.

Aber auch wenn es zur Trennung kommen sollte, so kommt doch Bewegung in die Sache und das allein bewirkt Veränderung.

Boxenstopp

Geht es dir ähnlich? Du weißt gar nicht, wo du mit den Veränderungen beginnen sollst? Dann schreib deine Gedanken intuitiv auf, gleich hier in das dafür vorgesehene Feld.

Was bringt mich aus dem Takt, was möchte ich ändern, was stört mich:

_____

_____

_____

_____

_____

_____

_____

_____

_____

_____

_____

_____

Denn das Phänomen kennen alle: Sobald man etwas beschreibt, bekommt man ein klareres Bild von der Situation. Das gilt auch für Gefühle. Wenn du über sie sprichst, werden sie dir erst so richtig bewusst. Und viele Lösungen entdeckt man, wenn man sich nur die richtigen Fragen stellt. Deshalb setz dir ein Ziel, halt dir ein klares Bild davon vor Augen und stell dir selbst folgende Fragen:

- Was würdest du dir wünschen?
- Was sind deine ersten Gedanken dazu und wie fühlt es sich an?
- Was hat dich bisher davon abgehalten, deinen Wunsch zu realisieren?
- Welche Alternativen gibt es?
- Was kann dir im schlimmsten Fall bei der Umsetzung passieren?
- Wie würde sich dein Leben verändern?
- Welche Konsequenz hätte diese Veränderung auf das Leben der anderen?
- Welches Risiko bist du bereit zu tragen?
- Was brauchst du zur Umsetzung deines Wunsches bzw. wer kann dir dabei helfen?
- Wie sieht dein Zeitplan aus?

Wenn du bei den vielen möglichen Antworten den Überblick verlierst und dich nicht entscheiden kannst, dann nimm den Alternativenbaum im darauffolgenden Übungsteil zu Hilfe. Meiner Meinung nach einer der besten Lösungsfinder überhaupt.

Der optimale Lösungsfinder – der Alternativenbaum

Du siehst vor lauter Bäumen keinen Wald mehr? Dann mach diese Übung! Ich praktiziere sie, wenn es um berufliche Veränderungen geht. Sie ist aber auf alle Lebensprojekte und Lebensphasen umsetzbar. Wie feiere ich meinen nächsten Geburtstag? Wohin fahre ich im Urlaub? Wie kann ich meine Partnerschaft auf Vordermann bringen?

Notier auf einem Zettel alles, was dir zu deiner zu klärenden Situation einfällt. Dann schreib auf einem großen Blatt Papier das zentrale Thema in die Mitte, etwa „Urlaubsplanung". Als Nächstes ordne all deine Notizen auf dem Alternativenbaum an, indem du Äste und Zweige zeichnest und daran die entsprechenden Stichworte anhängst. Für unser Beispielthema könnten einige Äste und die dazugehörigen Zweige folgendermaßen benannt werden:

- Urlaubsziele
  - Ans Meer
  - In die Berge
  - An einen See

- Zeiträume
  - Sommer
  - Winter
  - Frühling
  - Herbst

- Unterkünfte
  - Hotel
  - Appartement
  - Campingbus

- Anreisearten
  - Auto
  - Flugzeug
  - Zug

- Begleitungen
  - Freundin
  - Mann und Kinder
  - Eltern

- Urlaubsprogramme
  - Sport
  - Kultur
  - Entspannen

Der Alternativenbaum

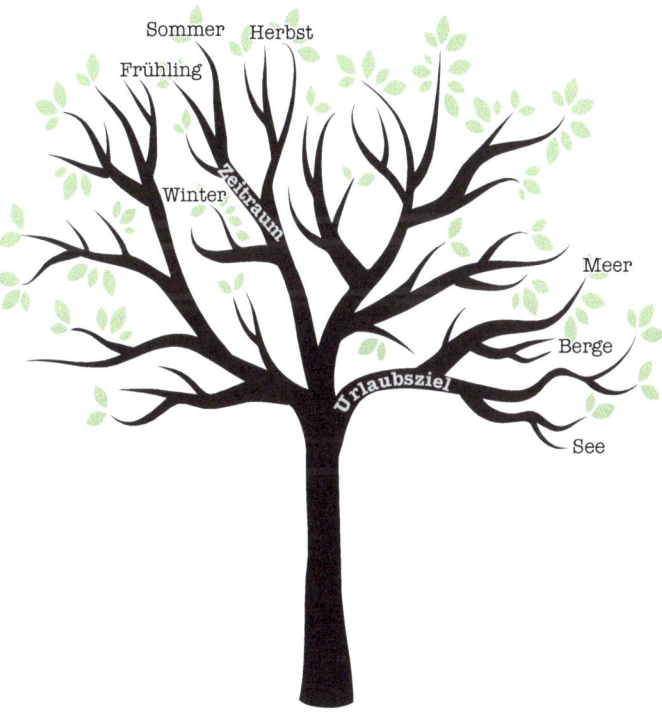

Urlaubsplanung

Zeichne so viele Zweige, wie du benötigst. Oder zeichne eine einfachere Sonnengrafik: einen Kreis in der Mitte (dort wird das Thema hineingeschrieben) und mindestens zehn davon wegführende Strahlen ringsherum. Schreib dann alle Möglichkeiten auf, die sich bieten und dir dazu einfallen.

Es fällt dir nichts mehr dazu ein? Vielleicht helfen dir die folgenden Fragen weiter:

- Was wäre, wenn du genug Geld zum Leben hättest, sprich finanziell unabhängig wärst?
- Was würde deiner besten Freundin dazu einfallen, deinen Eltern, deinen Freunden?
- Was wäre die einfachste Lösung?
- Was wäre die verrückteste Lösung?
- Was würde einem Visionär dazu einfallen?
- Wäre die Situation eine andere, wenn du ein Mann wärst?
- Spielt Zeit eine Rolle, und wenn ja, was wäre, wenn nicht?
- Was würde deinem Kind bzw. einem Kind dazu einfallen?

Anschließend vergib für jeden Zweig bzw. jede Alternative eine Note von 1 wie „sehr gut" bis 10 wie „ganz schlecht". Hör dabei auf dein Gefühl: Stehst du der Alternative eher wohlwollend oder eher ablehnend gegenüber?

Die Zahlen können dabei ruhig mehrfach vergeben werden. Zum Schluss schau dir deine Favoriten (Note 1, 2 und 3) genau an. Kommst du zu einem eindeutigen Schlussergebnis oder gibt es mehrere Tagessieger und du kannst dich nicht entscheiden? Dann überleg, wie du die Möglichkeiten zusammenfassen kannst. Wenn etwa der Urlaub am Meer oder See sein soll, da beide die gleiche Punktzahl haben, dann nimm vielleicht einfach die günstigere Variante, weil zum Jahresende ein neues Auto fällig ist. Wäg die Möglichkeiten bestmöglich ab.

Auch im Job ist dieses Tool ganz wunderbar anzuwenden, wenn dir beispielsweise eine neue Stellung angeboten wird oder du unzufrieden bist und gerne eine Änderung hättest. Beispiel: Du möchtest weniger am Schreibtisch sitzen und stattdessen mehr Kundenkontakt haben. Skizziere alle Möglichkeiten, die dir dazu einfallen. Überleg dir, was dein Chef zulassen würde. Weg von „entweder – oder" hin zu „was ist möglich". Reflektier deine Alternativen und benote die einzelnen Punkte. Jede noch so kleine positive Veränderung ist besser als gar keine.

Anderes Beispiel: Eine Frau muss sich rasch entscheiden, ob sie die Stelle als Abteilungsleiterin annehmen will. Sie hat berechtigte Zweifel, da sie zwei kleine Kinder hat. Ich frage sie: „Gibt es etwas dazwischen? Was ist grundsätzlich möglich?" Gibt es den Job zum Beispiel auch als Teilzeitanstellung, dann lässt sich das mit der Familie gut verbinden. Am Alternativenbaum werden alle Möglichkeiten aufgeführt, einbezogen oder ausgeschlossen. Das Gespräch mit dem Chef wird zeigen, was möglich ist. Wer nicht fragt, der nicht gewinnt!

Wenn du dir jetzt überlegst, wie du diese vielen Ansätze auf deine Lebenssituation übertragen sollst, dann hilft es dir vielleicht, dir folgende Situation vorzustellen: Du verläufst dich als Europäer in einer Großstadt wie Bangkok. Man hat dir deine Brieftasche mit all deinem Geld und deinen Papieren gestohlen. Außer der Kleidung am Leib hast du nichts mehr. Auch kein Handy. Was würdest du tun? Wie würdest du dich verhalten? Würdest du vielleicht einen Polizisten ansprechen und versuchen, ihm mit Händen und Füßen zu verstehen zu geben, dass du Hilfe benötigst? Oder würdest du einen Taxifahrer dazu bringen, dich zu deiner Botschaft zu fahren? Wer könnte dir jetzt in deiner Situation helfen? Eine Tourismusinformation, wo jemand Englisch spricht? Es gibt viele Wege. Welcher ist der einfachste, welcher bringt dich am schnellsten zum Ziel? Welche Entscheidungskriterien gibt es, an denen du dich orientieren kannst? So ist das auch mit deinem realen Lebensthema. Wie würdest du dir selbst helfen, mit welchen Ideen, Impulsen und Wegen? Egal um welches Problem es sich handelt – es gibt immer Wege, es zu lösen, also gib nicht auf!

Yes, I can

„Ein Ziel ist ein Versprechen an sich selbst."

Es gibt viele Gründe, Dinge nicht zu tun. Änderungen nicht herbeizuführen oder nicht zuzulassen. Eine großartige Geschäftsidee im Raum stehen und eine Vision verkümmern lassen. Ich sage dir, handle! Du kannst jetzt in dieser Sekunde entscheiden, wer du sein willst, wohin du gehen willst und ob du dein Leben ändern willst. Und damit womöglich auch das Leben anderer. Lern, Entscheidungen zu treffen, weil du es kannst!

Was kann im schlimmsten Fall passieren? Stell dir diese Frage, und wenn du diese Situation gedanklich aushalten kannst, dann steht dir nichts mehr im Wege. Go!

Engelchen und Teufelchen

Wer kennt sie nicht, die zwei. Seit Ewigkeiten ist das Ziel, zwei Kilo abzunehmen. Aber morgen, ganz bestimmt. Und dann kommt da die Geburtstagsgrillparty dazwischen. Das Engelchen sagt: „Sei vernünftig und zieh es durch. Wenn du hingehst, dann bleib standhaft." Ja und dann stehst du da, vor den

Würstchen und Salaten. Und das Teufelchen sagt: „Ist doch wurst *(im wahrsten Sinne des Wortes)*, ob du einen Tag früher oder später anfängst. Lass es dir heute noch mal richtig schmecken." Jetzt heißt es, innere Stärke zu beweisen, was gar nicht so leicht ist.

In vielen Situationen sitzen die beiden auf der Schulter. Engelchen: „Rede jetzt mit deinem Chef und es wird dir danach besser gehen." Teufelchen: „Nein, warte noch ab. Heute scheint er nicht so gut drauf zu sein. Ein Tag früher oder später ist auch schon egal." Und so zieht sich das Gerangel der zwei weiter hin. Aber wie bekommt man das in den Griff? Das Ziel muss so attraktiv sein, dass dich nichts mehr aus dem Konzept bringen kann!

Wenn du dir die Menschen auf der Party ansiehst, die schlank sind, und dir sagst: „In drei Monaten sehe ich auch so aus", dann ist das ein reizvolles Ziel. Verbunden mit dem Gedanken, dich nach dem Verlust der besagten zwei Kilo zu belohnen und zum Beispiel shoppen zu gehen. Oder dem Gedanken, dass du deinen Sommerurlaub schon fix einplanen kannst, wenn du endlich eine Gehaltserhöhung bekommst. Diesmal statt in einem Drei-Sterne- sogar in einem Vier-Sterne-Hotel. Das hat was. Also setz dir Anreize, die die Verlockung zunichtemachen!

„Das Gehirn ist ein emotionales Organ, dessen unbewusster Teil Informationen 300.000-mal schneller als unser Bewusstsein verarbeitet. Unser Gefühl ist also letztlich die Summe einer gigantischen Rechenleistung und die beste Richtschnur für Entscheidungen."
(François Lelord, Psychiater und Bestsellerautor)

Die 3-Millionen-Euro-Frage

Stell dir vor, du gewinnst tatsächlich im Lotto drei Millionen Euro. Morgen sind sie schon auf deinem Konto. Was würdest du tun? Wie würde sich dein Leben ändern? Welche Konsequenzen ziehst du? Eine Schiffsreise machen, den Job kündigen, ein Haus kaufen, meinen Eltern gleich eines dazu. Wie aber sieht es aus, wenn man sich klarmacht, dass es den Gewinn nicht gibt? Wie kann ich zumindest einen Teil meiner Vorhaben trotzdem realisieren? Brauche ich dafür überhaupt so viel Geld? Und plötzlich stellt man fest: Vieles davon ist auch jetzt schon realisierbar, ganz ohne finanzielle Abhängigkeit.

Ein Wunder ist geschehen

Stell dir vor, du wachst auf und über Nacht ist ein Wunder geschehen: Dein Leben hat sich so verändert, wie du es dir gewünscht hast. Du weißt aber nicht, dass es geschehen ist. Woran würdest du die Veränderung erkennen? Woran würden dein Umfeld, deine Arbeitskollegen, deine Freunde die Veränderung erkennen?

Leb den Tag so, als wäre das Wunder geschehen. Wenn ich bei meinen Seminaren diese Übung mache, haben alle meist die Augen geschlossen. Es ist ein Moment der Stille. Jeder ist bei sich. Die Bilderreise beginnt. In Folge schreiben die Kursteilnehmerinnen das Erlebte auf. Die Gedanken sprudeln, Spannungen lösen sich.

Visualisier deine Situation, dreh einen inneren Film: Wie sieht es aus, wenn du dein Ziel vor Augen hast? Wie fühlt es sich an? Du hast dich mit deiner Mutter oder Freundin ausgesöhnt, bist mit deinem Partner wieder glücklich. Wie fühlt sich eine Trennung an? Was empfindest du? Tauch gedanklich ein in die Situation. Das kannst du ganz allein tun. So bekommst du auch deine Intuition wieder, das sogenannte Bauchgefühl, das jeder von uns in sich trägt und das der beste Ratgeber ist.

Keine Kompromisse mehr

Manchmal braucht man aber auch Rat von außen. Eine Seminarteilnehmerin zum Beispiel erzählt mir in der Pause, dass ihr Freund sie verlassen hat. „Mein ganzes Leben muss ich neu ausrichten. Ich muss mir nicht nur eine neue Wohnung, sondern auch einen neuen Freundeskreis suchen", fügt sie verzweifelt hinzu und beschreibt damit ihre IST-Situation und den Anlass für die Veränderung.

Nachdem ich mir ihre Geschichte angehört habe, stellen sich bei mir die ersten Fragen ein: „Wann musst du denn die Wohnung verlassen?" *(Zeitrahmen setzen)* „Wie soll deine neue Bleibe aussehen und wo möchtest du leben?" *(klare Vorstellungen schaffen)* „War das der Mann, den du dir als Ehemann vorgestellt hast? Warst du wirklich verliebt in ihn?" *(Emotionen ansprechen)*

Am Ende des zweitägigen Workshops und einiger Nachforschungen meinerseits stellt sich heraus, dass der Typ eigentlich nicht der Hit war, die Freunde auch nicht. Und eigentlich wollte sie (ich gebe ihr den Namen Monika) immer schon in einer Wohngemeinschaft leben. Dort wäre sie nicht allein und in ihrer jetzigen Situation kann sie außerdem nicht so viel für die Miete ausgeben. Also beginnen wir, nach ihren Wunschvorstellungen einen neuen Lebensplan aufzustellen. Monika annonciert in einer Zeitung, dass sie in eine WG in ihrem Lieblingsstadtviertel ziehen möchte. Um ihre freie Zeit sinnvoll zu nutzen, meldet sie sich außerdem in einem Golfclub für die Platzreife an. Das wollte sie schon lange machen, aber ihren Exmann interessierte das nicht. Wie sie mir schon wenig später berichtet, wohnt sie jetzt in einer Altstadtvilla mit sehr netten Mitbewohnern, mit denen sie auch um die Häuser zieht, lernt auch sonst viele tolle Leute kennen und bekommt keine Langweile, da sie neben dem Golf auch noch Sprachunterricht nimmt. Sie ist täglich gut aufgestellt und die befürchteten „einsame Stunden" sind ausgeblieben.

Natürlich braucht jede Veränderung ihre Zeit, denn sie ist ein Prozess. Umso wichtiger ist es, die richtigen Fragen zu stellen. Denk genau darüber nach, was du möchtest und was du nicht mehr möchtest und wie du dir deine Zukunft vorstellst. Du hast es in der Hand!

Im Fall, dass der ehemalige Partner der absolute Traummann war, gilt es, die Person aus der Krise zu ziehen, indem man ihr Selbstwertgefühl wieder aufbaut. Existenzangst, Angst vor dem Alleinsein und Liebeskummer lassen einen in ein tiefes Loch fallen und man braucht sehr viel Kraft, um sich wieder herauszuziehen. Also drück den Resetknopf und gib deinem Leben neue Inhalte und Gedanken. Das hilft sehr gut und ist allemal besser, als allein daheimzusitzen oder vom Freundeskreis bemitleidet zu werden. Diese Bestätigung gehört zwar auch dazu, aber eben nur dosiert.

Verzweifle nicht, wenn dein Leben gerade nicht rundläuft. Stell dir vor, wie es sein könnte, wenn alles möglich wäre. Und dann beginn mit einem kleinen Schritt in die richtige Richtung, weil DU es kannst.

Eine einzige Wortanzeige

So wie Gabriele es gemacht hat. Sie lebt schon seit mehreren Jahren zur Miete in der Eigentumswohnung ihrer Schwiegertochter. Als eine erhebliche Mieterhöhung ansteht, kann sie als krankheitsbedingte Frührentnerin diese finanzielle Last nicht mehr tragen. Ohne Ankündigung wird ihr mit einem unpersönlichen Einschreiben die Wohnung gekündigt, die muss also mit einer ungewollten Veränderung zurechtkommen.

Ganz abgesehen von der Enttäuschung darüber, dass der eigene Sohn, gesteuert von seiner Ehefrau, seine Mutter so behandelt, steht sie auch noch vor der unlösbar scheinenden Aufgabe, in dem Stadtteil, wo sie seit Jahrzehnten wohnt und viele Freunde hat, eine leistbare Mietwohnung zu finden.

Am Tiefpunkt angekommen, nimmt sie all ihre Kraft und ihren Mut zusammen und setzt eine Annonce mit folgendem Inhalt in eine Hamburger Tageszeitung: „Ältere Dame mit Hund sucht eine günstige Unterkunft in Büsum. Ich bin gerne bereit, dafür leichte Arbeiten im Haushalt oder Garten zu übernehmen." Schon nach kürzester Zeit meldet sich ein renommierter Geschäftsmann gleichen Alters bei ihr, der Luxusferienwohnungen vermietet und eine Verwalterin sucht, die die Gäste liebevoll empfängt. Als Gegenleistung erhält sie dort eine kleine Wohnung für wenig Miete.

Gabriele ist überglücklich: Sie hat nicht nur eine neue Wohnung in Büsum, wohin sie sich bereits als Kind hinträumte, sie hat dazu einen neuen Lebenspartner gewonnen, denn aus der anfangs rein beruflichen Beziehung mit ihrem neuen Vermieter ist mittlerweile eine private geworden. Ohne ihren Mut, an die Zeitung zu schreiben, wäre das nie passiert. Also trau dich, etwas in deinem Leben zu verändern, denn wie du siehst, kann es so einfach sein!

„Am Ende wird alles gut. Wenn es nicht gut ist, ist es noch nicht das Ende."
(Oscar Wilde)

Mut zum Leben und zu Entscheidungen

Ich bin absolut davon überzeugt, dass Gedanken viel bewirken können. Positive wie auch negative geben Energie frei. Es zu schaffen, alles positiv zu sehen, ist natürlich unrealistisch. Ängste hat jeder Mensch. Aber es gibt Mechanismen, durch die man leichter mit ihnen umgehen kann.

Wenn ich ständig mit der Furcht lebe, dass meinen Kindern etwas passieren könnte, werde ich verrückt. Mein Trick ist: Sobald unschöne Gedanken hochkommen, sage ich mir, was meine tiefste Überzeugung ist: „Deine Sorgen sind berechtigt. Aber sei beruhigt. Deine Familie ist beschützt." Das hilft ungemein und nimmt mir die Angst. Das Gleiche gilt auch für Krankheit oder Zukunftsaussichten. Ich finde es sehr angenehm und irgendwie beruhigend, so zu leben und die Gedanken darauf zu programmieren, dass alles gut geht.

Wir neigen auch dazu, uns mit Gedanken über weit in der Zukunft Liegendes zu beschäftigen. Während der Kindergartenzeit meiner Kinder hörte ich zum Beispiel ständig, dass die Schulen hier bei uns so schlecht seien. Aber warum sollte ich mir denn schon drei Jahre vorher darüber Sorgen machen? Es reicht doch, wenn ich dann handle, wenn es so weit ist. Was ich allerdings nicht ignoriere, ist meine Intuition – meinen besten Coach. Wenn ich mich bei dem Gedanken absolut unwohl fühle, meine Tochter heute mit einer Freundin und deren Mutter ins Schwimmbad gehen zu lassen, dann sage ich die Verabredung ab. Ich habe ein sehr gutes Bauchgefühl und bin davon überzeugt, dass mir etwas oder jemand eine Warnung schickt. Und die nehme ich ernst.

Man steht oft vor Entscheidungen. Man möchte unbedingt eine neue Wohnung oder einen neuen Job haben oder sich selbstständig machen. Wenn dem etwas im Weg steht, dann ist kein Fluss da, dann soll es einfach nicht sein. Genauso umgekehrt: Wenn alles wie geschmiert läuft, dann klappt es und ein gutes Gefühl dazu stellt sich automatisch ein. Diese Lebensphilosophie finde ich sehr angenehm und sie tut mir gut. Sie macht vieles leichter.

Trau dich!

Wie ich schon anfangs sagte, bin ich das beste Beispiel für meine Zuhörerinnen. Ich lebe das, was ich lehre. Und weil ich immer ein klares Ziel vor Augen habe und mich traue, habe ich schon vieles erlebt.

Mit 16 Jahren war ich in einer sehr glamourösen Jugendclique. Mein damaliger Freund war ein Industriellenkind mit eigenem Chauffeur und allem, was dazugehört. Seine Großmutter besaß auf der ganzen Welt Immobilien, wie etwa eine wunderbare Villa in

Cannes, in der wir gerne zu Besuch waren. In einer Gruppe von bis zu zehn Personen verlebten wir dort wirklich tolle Zeiten. Gerade die Filmfestspiele in Cannes waren damals bereits sehr beliebt und wir fuhren mit mehreren Autos ins Zentrum, „wo sich alles abspielte". Bei der Parkplatzsuche verloren wir uns aus den Augen. Handys gab es damals noch nicht. Meine damalige Freundin Silvia und ich beschlossen kurzerhand, die Situation zu nutzen und ins Carlton Hotel zu gehen. Wenn schon Glamour, dann richtig! Das Carlton ist bis heute noch das Promihotel, in dem alle Stars untergebracht sind.

Gesagt, getan. Wir saßen an der Bar und wussten ganz genau, dass hinter der großen Tür die absolute VIP-Party stattfand mit allen Filmsternchen und Prominenten, die man nur aus dem Fernsehen oder Zeitschriften kannte. Unser Traum war, über den roten Teppich schreiten zu dürfen. Und genau das passierte: Die Tür ging auf und ein Scheich mit langem weißem Gewand und ebensolcher Kopfbedeckung stolzierte den Flur entlang Richtung Ausgang.

Nachdem er bereits an uns vorbeigelaufen war, blieb er plötzlich stehen. Er blickte sich um und kam auf uns zu. Mit den Worten „Girls, make the best out of it" (Mädchen, macht das Beste daraus) übergab er uns seine Einlasskarte. Da saßen wir nun mit seiner persönlichen Einladungskarte, die „non-transferable" war. Kurzerhand rissen wir sie in zwei Teile und stolzierten hoch erhobenen Hauptes und mit dem dazu passenden arroganten Gesichtsausdruck über den roten Teppich. Jede mit ihrer Hälfte der Einladung in der Hand.

Unser aufrechter Gang war so stolz und erhaben, dass uns die Bodyguards sofort die Tür öffneten, ohne uns zu kontrollieren (zumal wir auch standesgemäß angezogen waren). Niemand kam auf die Idee, dass wir nicht eingeladen waren. Wie peinlich, wenn das aufgeflogen wäre. Aber das nahmen wir in Kauf.

Und betraten eine Traumwelt. Silvia und ich bedienten uns großzügig am üppigen Buffet und setzten uns an den größten Tisch im Raum. Wir kamen aus dem Staunen nicht heraus. Erst nach meinem dritten Gang zum Buffet bemerkte ich, dass neben mir Sean Connery und Joan Collins (das Biest aus dem Denver Clan) saßen.

Ich wäre fast an meinem Nachtisch erstickt. Den Espressolöffel von Connery ließ ich mitgehen, aber leider finde ich ihn nicht mehr. Dafür habe ich noch die Eintrittskarte als Beweisstück.

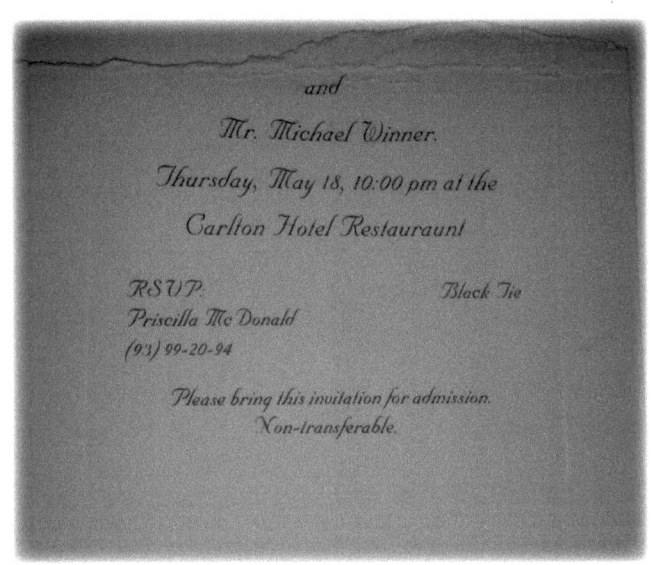

Meine Hälfte der
auseinandergerissenen Einladungskarte

An diesem Abend kamen wir erst in der Früh nach
Hause. Unsere Freunde waren tief beleidigt, denn
sie wären so gerne dabei gewesen, zumal wir nach
der Party im Carlton noch im Schlepptau einiger
Gäste bei Marianne Sägebrechts Geburtstagsfeier
aufschlugen. Einfach nur grandios! So wie die nächste Geschichte …

43

„Sch… auf das Pferd! Richtige Kerle kommen in Lederhosen!"

So ist es jedenfalls mir ergangen. Ich hatte immer tolle Jobs gehabt. Immer schon im Medienbereich, bei Radio und Fernsehen. Bambi-Verleihung, Deutscher Filmpreis und so weiter. Promis, Events und Small Talk. Einen Kleiderschrank voller Ballkleider.

Mit 32 Jahren und ziemlich übersättigt von dem ganzen oberflächlichen Getue, wünschte ich mir von ganzem Herzen, einem Mann zu begegnen, der mich „auf einem Schimmel aus meinem Schlosstürmchen befreit". Und dann kam er. Und zwar auf dem Oktoberfest. Ich im Dirndl und er in Lederhosen.

Bis dato erfolgreiche PR-Lady trifft bodenständigen Berg- und Landmenschen. Mir war schnell klar, den lass ich nicht mehr von der Angel. Wir heirateten eineinhalb Jahre später. Ich zog von München in die Berge, ohne das Zusammenleben im Alltag vorher erprobt zu haben. Meine Traumwohnung, meinen Traumjob und meinen Freundeskreis ließ ich hinter mir. Mit Sack und Pack und vollem LKW fuhr ich nachts um halb eins über die Windische Höhe nach Hermagor. „Wenn es nicht gut geht, packe ich halt meine sieben Sachen wieder ein", dachte ich mir damals. Mit diesem Worst-Case-Szenario konnte ich leben.

Jetzt habe ich ein großes Haus mit Hühnern, einer Katze und rund 70.000 Bienen. Meine Kinder schwimmen im Sommer in einem der reinsten Seen Europas (dem Pressegger See), wo das Wasser Trinkqualität hat. Und im Winter sind wir täglich auf der Skipiste auf dem beliebten Nassfeld. Wir leben dort, wo andere Urlaub machen und viel Geld dafür bezahlen.

Mein persönlicher Masterplan sah im Jahr 2002 wie folgt aus:

IST-Zustand: Ich habe keine Kinder, bin also zeitlich unabhängig. Meine Arbeit kann ich von jedem Ort dieser Welt machen. Ich brauche nur Internet, Telefon, E-Mail und meine Pressekontakte. Das alles hatte ich.

Was waren meine Schritte?

• Ich machte mich selbstständig und dachte mir einen Firmennamen inklusive Logo aus.
• Meinen alten Chef bei ProSieben konnte ich davon überzeugen, dass ich PR-Arbeit auch von Österreich aus machen kann und er meine Stelle nicht neu besetzen muss. Er hatte sich darauf eingelassen, dass ich projektbezogen auf selbstständiger Basis weiterarbeitete. Somit waren meine ersten Einnahmen gesichert. Damals gab es von Klagenfurt nach Berlin und Köln optimale Flugverbindungen. In München war ich mit dem Auto in dreieinhalb Stunden.

- Ich mietete mir ein Büro an. Es lag mitten in der Stadt, war allerdings viel zu groß für mich allein. Aus diesem Grund holte ich mir einige Künstler aus der Region ins Büro, die sich einen repräsentativen Ausstellungsraum im Zentrum allein nicht leisten konnten. Bei mir bekamen sie eine perfekte Plattform. Ich nannte mein Büro „Die Galerie". Es fanden schöne Vernissagen statt und ich hatte Laufpublikum. So wurden dann auch die ersten Kunden auf mich aufmerksam. Später mietete sich noch ein Werbefachmann bei mir ein und alles nahm seinen Lauf. Wir hatten allesamt eine gute Zeit. Das Konzept ging auf.

Ich hatte also nicht nur ein wunderschönes Büro und erste Anfragen, ich hatte auch ein kreatives soziales Umfeld und zahlte nur einen geringen Teil der Gesamtmiete. Außerdem war die Stadt um eine Kulturstätte reicher. Die Galerie war recht beliebt, auch bei den Touristen. Als PR-Beraterin fand ich hier in Kärnten eine Nische (in München gibt es PR-Frauen wie Sand am Meer). Mein Mann behauptet von sich, „der beste Ehemann der Welt zu sein", und ja, ich würde ihn jeden Tag wieder heiraten. Unsere Wunschkinder tun ihr Übriges zu unserem Glück. Gesundheitliche Tiefen haben uns noch mehr zusammengeschweißt. Ich habe mir mein Leben so eingerichtet, dass es zu meiner Familie und mir passt. Ich arbeite so viel, wie ich neben Familie und Haushalt leicht bewältigen kann. Mein Mann unterstützt mich dabei und ich ihn, so dass wir uns auf gleicher Augenhöhe und mit Respekt gegenübertreten. Meine täglichen Begleiter sind Demut und Dankbarkeit für das, was ich habe und mir geschaffen habe.

Querdenken

Ein anderes Beispiel dafür, was man mit Mut und festem Willen schaffen kann, ist die deutsche Folk- und Rocksängerin Barbara Clear. Sie spielte bis vor etwa 10 Jahren nur in kleinen Clubs vor wenig Publikum. Ihre Vision war, die Olympiahalle in München mit über 12.000 Sitzplätzen zu füllen.

2001 mietete sie die Olympiahalle für den 24. April 2004 auf eigene Kosten und ohne Plattenfirma im Rücken an, was vor ihr noch niemand getan hatte. Bei jedem kleinen Konzert verkaufte sie Karten dafür, nach dem Motto „Kleinvieh macht auch Mist". Vier Wochen vor dem Termin informierte sie die Presse, dass bereits 4.000 Tickets verkauft seien. Durch dieses Medienecho verdoppelte sich die Zahl der Besucher und schließlich waren knapp 8.000 Leute in der Halle.

Mit dieser mutigen Aktion machte sich die bis dahin unbekannte Sängerin in der Branche einen Namen.

Ich finde diese Geschichte deshalb so spannend, weil sie zeigt, dass man seine Ziele und Visionen auch von einer ganz anderen Seite ansteuern kann. Clever, mit einer guten Idee und dem festen Glauben an sich selbst. Einfach mal querdenken!

Step by Step

„Das schaffe ich nie", den Gedanken hast du sicher auch oft, wenn dir dein Chef alles abverlangt oder berufliche oder auch private Ziele unerreichbar scheinen. Mein Tipp: die Step-by-Step-Strategie – große Ziele in kleine erreichbare Teilziele umwandeln. Ich zeige dir hier, wie das geht.

Wenn ein Beduinenstamm durch die Wüste reist, werden immer wieder Pausen gemacht, die Kamele werden versorgt, es wird getrunken, gegessen und gerastet. Ein langer Weg wird auf mehrere Tage aufgeteilt, sonst würden Tiere und Menschen bei der Hitze und Trockenheit verdursten.

Nutz dieses Bild, um dein Ziel leichter zu erreichen. Übertrag dein Vorhaben auf eine Reise durch die Wüste. Definier den Ausgangspunkt und das Ziel und füg so viele Zwischenstopps ein, wie du für nötig hältst.

Als Beispiel: Du willst ein Haus bauen und hast genaue Vorstellungen. Das Gespräch mit dem Architekten ist bereits angesetzt. Es soll 200 m² groß sein mit Blick auf die Berge. Welche Schritte liegen dazwischen?

1. Zuerst müssen die Finanzen geregelt sein. Klär mit deiner Bank, wie viel Budget dir zur Verfügung steht.

2. Dann muss ein geeignetes Grundstück gefunden und gekauft werden. Wie viel bleibt dir danach noch für das Haus mit allen Nebenkosten?

3. Bis wann soll das Haus fertig sein? Wann passt der Plan überhaupt in dein Lebenskonzept?

Auch wenn du deinen Job wechseln willst, ist ein solcher Schritt-für-Schritt-Plan hilfreich, in dem alle wichtigen Punkte enthalten sind. „Ich möchte innerhalb von vier Monaten von heute an, also bis spätestens (genaues Datum einfügen), einen Job gefunden haben, der folgende Kriterien erfüllt: Gehalt höher als (Betrag einsetzen), Aufgabengebiet, Arbeitsort etc." Die Details kannst du mit Hilfe des Alternativenbaums aus dem Kapitel „Wie sieht dein Lebensplan aus?" festgelegen. Der nächste Schritt ist, dein Netzwerk zu nutzen und danach Ausschau zu halten, wer entsprechende Kontakte hat.

Wenn du dir ein Ziel steckst und die einzelnen Schritte dahin festlegst, bedenke allerdings auch immer, welche Konsequenzen das für dein Umfeld hat. Manchmal ist es sogar besser, die Dinge so zu lassen, wie sie sind, und dann man wird erkennen, dass es auch so gut ist.

Hast du dich für die Veränderung entschieden, legst allein du die Anzahl der Schritte fest. Der Vorteil dieser kleinen, überschaubaren Zwischenstopps ist, dass das große Ziel nicht mehr unerreichbar scheint. Es stellen sich sehr schnell Erfolgserlebnisse ein, die dich motivieren weiterzumachen.

Notier also auf einem Blatt Papier die einzelnen Teilschritte, z. B. von 1 bis 10. Oder von 1 bis 20. Das entscheidest du. Schließ einfach die Augen und stell dir vor, welche Teilschritte du brauchst, um ans Ziel zu kommen. Das ist dann dein Plan. Und wenn du allein nicht weiterkommst, dann frag deine Freundin oder eine andere Person. Und bei jedem erreichten Ziel belohn dich selbst. Mit Kleinigkeiten. Was immer dir gut tut!

Ich bekam zum Beispiel nach einem interessanten Gesundheitsvortrag den Hinweis, dass es für den Körper unheimlich gut ist, ab 17 Uhr nichts mehr zu essen. In meiner Euphorie gelang mir das in der ersten Woche, gefolgt vom großen Frust in der zweiten. Obwohl ich merkte, wie gut es mir tat, schaffte ich es einfach nicht jeden Tag. Vor allem dann, wenn wir eingeladen waren. Daraufhin nahm ich mir vor, wenigstens dreimal pro Woche, bestenfalls viermal, ab 18 Uhr keine Nahrung mehr zu mir zu nehmen, sondern nur noch zu trinken. Ich legte also eine geringere Häufigkeit und eine andere Uhrzeit für mich fest und das funktioniert nach wie vor ganz wunderbar und Hungergefühl stellt sich nicht ein. Es macht mich zufrieden und ich fühle mich attraktiver, da ich abgenommen habe. Ein Anti-Aging-Effekt wurde mir auch prophezeit, da der Körper nachts, im Schlaf, zur Ruhe kommt und nicht mehr mit dem Verdauen zu kämpfen hat, was freie Radikale freisetzt. Das ist perfekt und ich bin zudem stolz auf mich, denn ich halte mich ziemlich konsequent an meinen Plan, ohne mich unter Druck setzen zu müssen.

Diese Vorgehensweise ist auf viele Projekte oder Ziele übertragbar. Viele möchten gerne mehr Sport betreiben und kommen relativ schnell an ihre Grenzen. Also lieber kleine Trainingseinheiten von 20 Minuten alle zwei bis drei Tage ansetzen anstelle von 2 Stunden viermal pro Woche. Das überfordert total und lässt dich scheitern.

Bei Diäten gilt das gleiche Prinzip. Ich kenne viele, die zum Sommer hin eine Crashdiät starten, stets schlecht gelaunt sind, schlimmstenfalls gar nicht abnehmen oder eben mit dem bekannten Jo-Jo-Effekt bestraft werden. Beginn deshalb damit, einfach die süßen Getränke wegzulassen. Später erst die geliebte Schokolade. Oder verzichte zur Gänze auf Butter und nimm dafür einen leichten Streichkäse. Und gönn dir nur alle zwei Tage etwas Süßes.

Das Wohlfühlrad

Wenn du glaubst, mehrere Bereiche in deinem Leben verändern zu müssen, und dir noch nicht sicher bist, mit welchem du beginnen sollst, dann verwende das Wohlfühlrad. Mal einen großen Kreis auf ein Blatt Papier. Teil ihn in acht Tortenstücke auf und schreib in die einzelnen Stücke Themen wie: Eltern und Geschwister – Partnerschaft – Kinder – soziales Umfeld – Job – Sport und Fitness – Wohltätigkeit – ICH (Freizeit) – finanzielle Zufriedenheit.

Wenn du zum Beispiel bei Sport das ganze Feld ausmalst, dann bist du hier mit dir absolut zufrieden (gefühlte 100 %). Fehlt dir ein Partner und es geht dir noch gut dabei, aber langfristig wünschst du dir jemanden an deiner Seite, dann trag 20 % ein und so weiter. Würde das Rad bei allen Lebensthemen voll ausgefüllt sein, wäre dein Leben rund und perfekt. Anhand dieser Skizze siehst du ganz genau, wo die Themen sind, die du angehen solltest, welche Bereiche zu ändern sind. Mit dem Ziel, in drei Monaten (oder auch nur vier Wochen – es ist nur wichtig, sich einen Zeitrahmen zu setzen) das Rad zu vervollständigen. Aber bearbeite nicht alle Felder auf einmal, sondern mach es „Step by Step", in kleinen Schritten. Überfordere dich nicht und überleg: Was lässt sich schnell und einfach verbessern, damit ich zu mehr Zufriedenheit gelange?

Und wenn die Zeit, die du dir für die Veränderung gesetzt hast, um ist, reflektier: Wie gleichmäßig ist das Rad jetzt? Diese Übung lässt sich leicht und schnell immer wieder wiederholen. Bewahr die Blätter auf und vergleich deine Erfolge!

Aber vergiss nicht: Auch Scheitern gehört dazu. Gib trotzdem nicht auf! Bis man stabil ist, braucht es seine Zeit. Mach immer wieder neue Anläufe. Die wenigsten schaffen es, gleich beim ersten Mal ihren Plan konsequent durchzuziehen. Es geht eben nicht alles von heute auf morgen.

„Im Schnitt sind 5 bis 6 Anläufe nötig, bis man das Ziel erreicht hat. Und 100 Tage braucht es, bis neue Routinen etabliert sind. Und 1000 Tage, bis das Ziel stabil ist."
(Monika Scheddin)

Feier dich!

Hundebesitzer geben ihren Liebsten ein Leckerchen als Zeichen der Wertschätzung, sobald sie den Anweisungen folgen. „Hast du gut gemacht. Brav!" Und du? Wie oft sagst du dir, dass du etwas gut gemacht hast? Die Redewendung „Eigenlob stinkt" solltest du am besten vergessen, auch wenn dir das als Kind immer wieder gesagt wurde, damit du demütig und bescheiden bleibst. Bei mir war es nicht anders. Wenn ich auf mich stolz hätte sein können, wurde mir von meinen Eltern eingebläut: „Bitte nicht abheben, schön am Boden bleiben." Noch heute kommen Sätze wie: „Hast du das wirklich allein gemacht?" Was zur Folge hat, dass ich stets das Gefühl habe, ihnen etwas beweisen zu müssen, um akzeptiert zu werden. Obwohl das sonst gar nicht meine Art ist.

Eigenlob ist so wichtig und das sage ich auch meinen Kindern. Sie können stolz auf sich sein. Du kannst stolz auf dich sein. Wenn du lernst, die Besonderheiten im Alltag wahrzunehmen und sie zu würdigen, dich zu würdigen, wird deine Lebensfreude mit Sicherheit zunehmen. Feier dich selbst, ob für kleine oder große Schritte in die gewünschte Richtung. Belohn dich, und zwar ganz ohne schlechtes Gewissen!

Die Qual der Wahl

Ich stelle immer wieder fest, dass wir zu viel wollen. Im Job möchte man gerne Karriere machen und ist sehr ehrgeizig. Nebenbei besucht man einen Kurs für Italienisch, weil der Freund Italiener ist und man bald die Familie besucht. Ehrenamtlich arbeitet man für das Tierheim, weil soziales Engagement gefragt ist. Und die Oma wird regelmäßig im Seniorenheim besucht. Man will alles aus dem Leben rausholen. Deshalb reisen wir auch viel. Das kann man nicht alles schaffen! Man sollte Prioritäten setzen, anstatt sich viele Aufgaben aufzuhalsen, die man dann nur zur Hälfte erfüllt. Das macht unzufrieden und belastet Seele und Körper.

Heutzutage gibt es unendlich viele Möglichkeiten, sich beruflich oder in der Freizeit zu entfalten. Aber wo fängt man an? Selbstreflexion ist auch hier das Mittel der Wahl. Finde heraus, wer du bist und was du tatsächlich willst. Richte deine Aufmerksamkeit dabei nach innen: Wie habe ich bis jetzt gelebt? Wer sind meine Unterstützer? Welche Stärken und Schwächen habe ich? Was macht mir wirklich Spaß? Erst dann bist du dafür bereit, neue Wege zu beschreiten!

Die Lebenssituation

Es ist wichtig, sich realistische Ziele und Umsetzungspläne vorzunehmen. Eine Mutter mit zwei kleinen Kindern kann nicht einfach allein eine Weltreise machen. Sie sollte besser eine „abgespeckte" Version anstreben. Man muss sich Fragen stellen wie: Was sind meine Möglichkeiten? Was lässt der Job zu? Wo und wie kann ich mehr Zeit herausholen, um meinen Weg zu verfolgen? Welche Kontakte helfen mir dabei? Welche Hürden habe ich zu überwinden?

So möchte ich in zehn Jahren leben!

Es gibt leider keinen fertigen Lebensplan zum Thema „Wo will ich in 10 Jahren stehen?". Das Leben verläuft nicht immer wie geplant. Aber die Situation, in der du dich jetzt und heute befindest, kannst du beeinflussen und dich zum Beispiel morgen für einen Tanzkurs anmelden oder dich auf die Suche nach einer größeren Wohnung machen.

Träumen darf man immer: von der Ferienwohnung im Süden, der Harley Davidson, der Kleidergröße 38 und dem perfekten Partner. Behalte das im Blick und kreiere deine eigene „Wunschlebenslandkarte" für das Jahr 2025 mit Zeitungsausschnitten, Zitaten und Fotos. Das Leben steckt voller Glücksperspektiven. Und wenn sich nur eine davon umsetzen lässt, hast du bereits gewonnen.

„Erst die Möglichkeit, einen Traum zu verwirklichen, macht unser Leben lebenswerter."
(Paulo Coelho)

Selbstmanagement beginnt im Alltag

Grundstein einer jeden Veränderung ist die klare Konfrontation mit dem persönlichen Tagesablauf. Es gilt, Kapazitäten herauszuarbeiten und sich „neue Zeit zu schaffen" für Dinge, die einem gut tun. Und Gewohnheiten abzuschaffen, die lästig sind. Wie das geht? Ganz einfach. Lies das Kapitel genau durch, gerne immer wieder. Nimm dir die Zeit dafür, du wirst erstaunt sein!

Meine Rollen im Leben

Jeder Mensch hat verschiedene Rollen auszufüllen. Ich nehme mich hier als Beispiel, damit du daraus dein eigenes Profil ableiten kannst. Meine Rollen sind auf den ersten Blick: Hausfrau, Ehefrau, Mutter, Tochter und Schwester (die letzten beiden Rollen sind nicht zu unterschätzen und werden leicht vergessen) sowie Unternehmerin. Gehen wir einen Schritt weiter. Die Rollen werden mit konkreten Inhalten und dem entsprechenden Zeitaufwand dargestellt. Hilfreich ist hier, die ganze Woche im Kopf durchzuspielen. Notier auf einem Blatt Papier all deine Aktivitäten von Montag bis Sonntag und wie viel Zeit jede einzelne Rolle in etwa in Anspruch nimmt. So erkennst du schnell, was Zeitfresser und Energieräuber sind und was dir fehlt, um glücklich(er) zu sein. Bei „Hausfrau" steht bei mir: kochen, einkaufen, putzen, Wäsche waschen und bügeln, übrige Haus- und Gartenarbeiten erledigen, Hühner und Katze versorgen. Zu den einzelnen Posten auf dem Zettel schreibe ich die Dauer der Tätigkeit. Zum Einkaufen brauche ich sicherlich 4 Stunden in der Woche. Haus- und Gartenarbeiten sowie Tiere nehmen insgesamt 30 Stunden in Anspruch.

Bei „Ehefrau und Mutter" steht: Zeit mit dem Partner allein, Kinderbetreuung mit Spielen, Hausaufgaben und täglichem Taxiservice. Insgesamt: 20 Stunden.

Unter die Rolle „ICH" fällt alles, was ich in meiner Freizeit mache, sprich Freundschaften, Hobbys, ehrenamtliche Tätigkeiten (Vereine, Clubs, wohltätige Zwecke und Ähnliches) aber auch die Rolle „Tochter und Schwester".

Allein die Telefonate machen bei mir rund 4 Stunden in der Woche aus. Insgesamt ergibt das 10 Stunden pro Woche. Unternehmerin: Wenn du einen „nine to five"-Job hast, ist es recht einfach, die Arbeitszeit anzugeben: 40 Stunden/Woche. Bei mir sind es etwa 30.

Mein Ergebnis sieht also folgendermaßen aus:

Hausfrau = 40 Stunden/Woche
Ehefrau und Mutter = 30 Stunden/Woche
Unternehmerin = 30 Stunden/Woche
ICH = 10 Stunden/Woche

Insgesamt macht das 110 Stunden/Woche = 100 %
(der Rest ist schlafen).

Jetzt brechen wir die Prozente grob gerundet auf
die einzelnen Rollen herunter:

- Hausfrau = 36,3 %
- Ehefrau und Mutter = 27,3 %
- Unternehmerin = 27,3 %
- ICH = 9,1 %

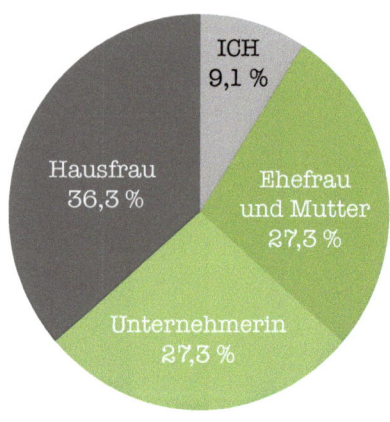

Mein IST-Zustand

Ich habe jede einzelne Tätigkeit wirklich minutiös nach Tagen und Stunden aufgesplittet. Meine ICH-Rolle (alles, was mir Spaß macht und gut tut) beschränkt sich auf rund zehn Stunden in der Woche. Und da sind auch die Treffen mit meinen Freundinnen schon dabei. Die Zeit, in der ich allein meinen Hobbys nachgehe, ist minimal.

Im Rahmen meiner Rolle als Hausfrau verbrauche ich allein für die Aufgabe „Putzen" bis zu 15 Stunden. Je nachdem welche Jahreszeit ist und wie verschmutzt die Schuhe meiner Kinder sind. Ich habe bewusst diese zwei Rollen gewählt: eine geliebte (ICH) und eine ungeliebte Rolle, die mir gar nicht liegt (Putzen). Das Resultat: Anhand meiner Notizen ist mir klar geworden, dass mir „meine Zeit", für die Rolle ICH, völlig fehlt und die Rolle als Hausfrau mit der Aktivität „Putzen" viel zu groß ist.

Fazit: Was muss ich tun, damit die Rollen, die ich gerne habe, größer werden und sich die Rollen, die ich gar nicht mag, reduzieren?

Das Ergebnis: Über meine Netzwerkkontakte, also auf Empfehlung, habe ich eine Reinigungsfrau gefunden und für 5 Stunden in der Woche eingestellt. So habe ich konkret 5 Stunden mehr Freizeitguthaben pro Woche. Nun höre ich dich sagen: „Nicht jeder kann sich eine Putzfrau leisten." Doch. Bewusst auf etwas anderes verzichten! Überleg dir, wo du einsparen kannst. Es gibt so viel Unnötiges, was wir anschaffen. Durch diese Unterstützung im Haushalt treibe ich wieder mehr Sport und gehe meinen Hobbys nach. Auch das Telefonieren grenze ich bewusst ein und erspare mir damit 4 bis 6 Stunden in der Woche. Dafür habe ich wieder angefangen, meine Nähmaschine zu nutzen und kreativ zu sein (ich nähe bevorzugt Röcke).

Anderes Beispiel: Eine Kursteilnehmerin stellt mit Schrecken fest, dass ihre Nachbarin und gute Freundin seit Jahren täglich von Montag bis Freitag nach der Arbeit ganz selbstverständlich für zwei Stunden auf einen Kaffee zu ihr kommt. Das nervt sie schon lange. Aber wirklich bewusst wird ihr das erst, als sie die Tagesabläufe aufschreibt. Hallo? Das sind in der Woche 10 Stunden! Und ihre Tochter beschwert sich, dass ihre Mama nie Zeit für sie hat. Was macht sie also? Sie verklickert der Nachbarin, dass diese zu oft auf Besuch kommt. Basta! Geht doch. Sie kommt nur noch dienstags und das Guthabenkonto erhöht sich prompt auf 8 Stunden in der Woche.

Dein Tagesablauf

Bitte schreib jetzt deine Rollen auf. Jede einzelne, wie in meinem Beispiel.

Deine Rollen (jede!):

ICH (meine Zeit)

Du siehst, welche Rollen du bedienst und wie viele es sind. Sicher mehr, als du gedacht hast, stimmt's? Notier nun deine Tagesabläufe so genau wie möglich. Beginnend mit Montag und endend mit Sonntag. Schreib dazu deinen Stundenplan auf ein Blatt Papier im Querformat (siehe Beispieltabelle).

Rolle	Tätigkeit	Mo.	Di.	Mi.	Do.	Fr.	Sa.	So.	Gesamt
Beruf		4	4	4	4	4			20
Hausfrau									
	Kochen	1,5	1,5	1,5	1,5	1,5	1,5	1,5	10,5
	Einkaufen								
	Putzen ...								
Familie									
	Partner								
	Kinder								
	Haustiere ...								
ICH									
	Fortsetzen ...								

Der Montag könnte zum Beispiel so aussehen:

4 Stunden gearbeitet (als Angestellte oder selbstständig), unter der Rolle „Hausfrau" fällt unter an-
derem 1,5 Stunden kochen, 1 Stunde einkaufen,
1 Stunde putzen und im Garten arbeiten, 5 Stunden Kinder bespaßen (oder wer keine Kinder hat,
geht dafür vielleicht 2 Stunden pro Tag mit dem
Hund Gassi), 1 Stunde telefonieren und so weiter.

Absolut unterschätzt wird auch die Zeit, in der du
auf Facebook oder in anderen sozialen Netzwerken
unterwegs bist, mit einer Freundin telefonierst, die du
aller Voraussicht nach am Folgetag im Fitnesscenter
triffst, oder sonst irgendwie mit deinem Handy beschäftigt bist. Da kommen viele Stunden zusammen.

In Folge liste wie im Beispiel oben den Ablauf für
die restlichen Wochentage auf und fass die Zeit
zusammen, die du für die einzelnen Rollen und
Tätigkeiten brauchst. Am Ende rechne noch die
Anteile aller Rollen aufgerundet in Prozenten aus.

Dein IST-Zustand:

ICH (meine Zeit)

Jetzt hast du dein tatsächliches Zeitraster vor Augen, den IST-Zustand deines Stundenkontos, deine Lebensinhalte.

Schau dir die „Rollen" genau an, die du vergeben hast. Frag dich: „Welche gefällt mir besonders gut und welche weniger? Was fehlt mir?" Gefällt dir, was du hier stehen siehst, oder erschreckt es dich? Worauf hast du in der Vergangenheit verzichtet, was hat dir total gut getan?

Das Ziel ist, dass du dir deinen Zeitplan so zusammenstellst, dass die Tagesinhalte mit viel mehr Positivem als Negativem bestückt sind. Kleine bewusste Verschiebungen im Alltag machen gleich so viel aus. Und auch hier ist die Umsetzung des Prinzips so einfach.

Fazit: Bewusst NEIN sagen ist herrlich und auch die liebevollste Antwort für dich selbst. Also lös dich von ungeliebten Zwängen!

„Wenn du eine neue Rolle hinzufügst, musst du eine andere reduzieren. Du hast nur 100 %."

Dein SOLL-Zustand
(gewünschte Tagesinhalte):

Welche Rollen solltest du verschieben?

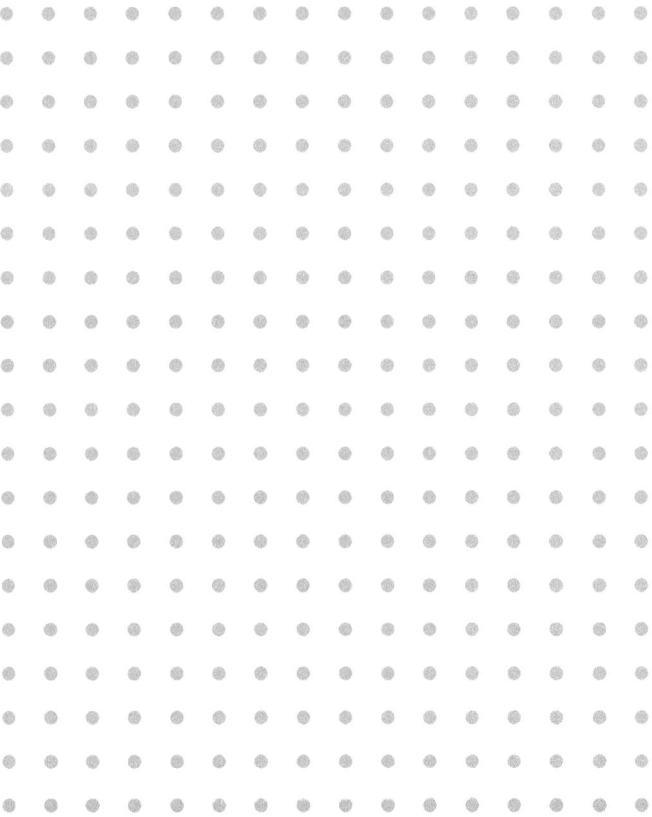

Wer könnte dich dabei unterstützen
(siehe auch Kapitel „Netzwerken" S. 89)?

Entspannungsquickies

„Es geht nicht darum, dem Leben mehr Tage zu geben, sondern den Tagen mehr Leben."
(Cicely Saunders)

Wenn du es geschafft hast, deine Wochentage so zu bestücken, dass du viele schöne Momente und angenehme Rollen hast, dann kannst du gleich auch diese Übung machen und so dein Leben verschönern. Denn sie ist optimal geeignet für kurze Momente und für das Kräftesammeln. So wie ich meinem Mann oft sage (der sich immer wieder über meinen langen Schlaf wundert, wenn die Kinder nicht daheim sind): „Schatz, Ausschlafen ist für mich purer Luxus, der nichts kostet."

Aktivitäten, die dich viel Zeit und Energie kosten, solltest du langsam, aber sicher abschaffen und stattdessen schöne Rituale einführen: einen Abendspaziergang durch den Wald machen oder eine Entspannungsmassage genießen statt Einkäufe für die Schwiegermutter zu erledigen, sich nach der Arbeit an den See setzen und ein paar Seiten eines Buches lesen statt Taxifahrer für die Nachbarin zu spielen oder ein Glas Prosecco im Lieblingslokal trinken statt das Spielzeug der Kinder wegzuräumen. Dazu habe ich mir ein Karteikartensystem mit vier

Farben angelegt. Grün steht für kurze Tätigkeiten (ca. 30 Minuten). Dort stehen bei mir Dinge wie ein kurzer Anruf bei meiner liebsten Freundin, im Internet schnell ein Kleidungsstück shoppen, einen guten Kaffee trinken und mich dazu in den Garten setzen.

Die gelben Karten sind für 2 bis 3 Stunden lange Aktivitäten wie Saunagang und anschließender Mittagsschlaf, ein Kinobesuch, schön essen gehen, Freunde auf ein Glas Wein treffen.

Die roten Karten sind dafür bestimmt, wenn du viel Zeit zur Verfügung hast, sprich den halben oder ganzen Tag. Darauf stehen Klassiker wie ein Buch oder Zeitschriften lesen, die Malstaffel herausholen und kreativ sein, ein Wellnesstag.

Steht mehr als ein Tag zur Verfügung oder sogar ein ganzes Wochenende, dann sind die Karten blau. Dazu fallen mir Städtetour, Wellnesswochenende, längere Wanderung, kurzer Ausflug ans Meer mit spontaner Übernachtung ein.

Schreib für jede Farbe fürs Erste 5 Dinge auf, die du gerne machen möchtest. Was auf den ersten Blick so einfach erscheint, braucht Geduld. Aber du wirst sehen, so manches Vergessene kommt wieder zum Vorschein und Neues kommt hinzu. Ordne deine Karten in einen Karteikartenhalter und stell die Box griffbereit auf einen Lieblingsplatz.

Stell dir gleich hier deine persönlichen schönen Momente zusammen:

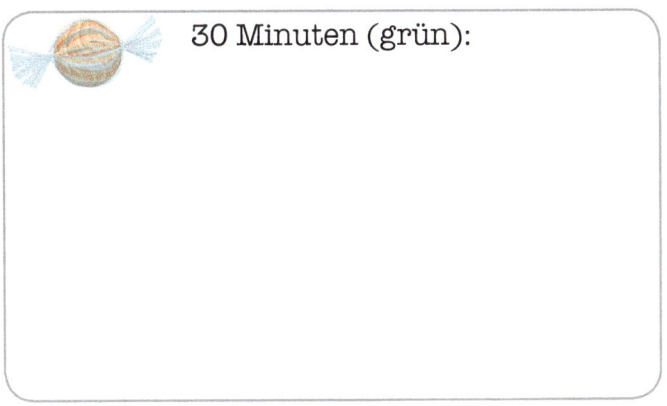

30 Minuten (grün):

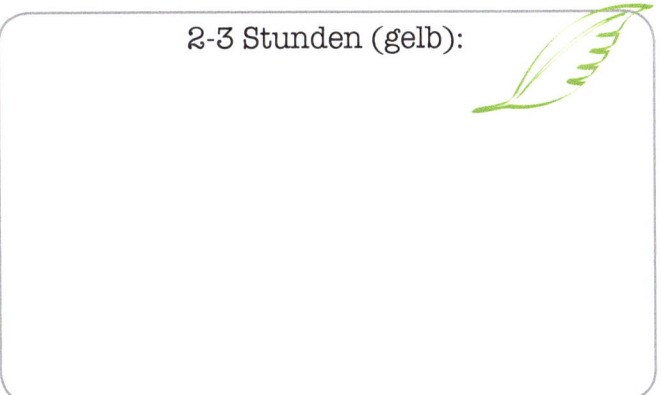

2-3 Stunden (gelb):

 Einen halben bis einen Tag (rot):

Mehr als einen Tag (blau):

Wenn du sogenannte Leerzeiten (Freizeitguthaben) hast, zieh eine Karte aus der entsprechenden Zeitkategorie und tank Kraft!

Nur eine Minute

Wenn wir gestresst sind, verlieren wir den Überblick darüber, was wichtig ist. Wenn du nur einen kurzen Moment hast, dann schau dir ein Foto von deinen Liebsten auf dem Handy an oder ein Urlaubsbild mit Erinnerungswert. Gönn dir eine Minute Pause, atme bewusst ein und aus und betrachte das Bild mit Dankbarkeit und Freude. Auch dieser 60-Sekunden-Moment tut gut. Unsere Gedanken senden Energie aus.

„Du hast alles, was du brauchst, in dir, um den Tag zu verschönern, dich besser zu fühlen und deine Ziele zu erreichen."

PR begins at home

Mit PR (Public Relation) verbinden die meisten ein Unternehmen. Aber auch du als Hausfrau, Angestellte und Mutter betreibst jeden Tag PR. Ich betone immer wieder in meinen Seminaren: „PR begins at home." Wenn du dich bei deinem Nachbarn oder Ehemann darüber beschwerst, wie unstrukturiert dein Chef ist und wie schlecht die Firma läuft, dann ist das negative PR (für deinen Arbeitgeber und das Unternehmen). Deine Zuhörer geben diese Informationen wieder an andere weiter und erreichen damit viele Personen. Auch wenn du deinen Freunden erzählst, wie ungerecht der Trainer deines Sohnes ist und wie unhygienisch die Zustände im Schwimmbad sind. Das alles ist PR, nämlich schlechte für die besagten Personen beziehungsweise Institutionen. Wenn du jedoch in den höchsten Tönen von der Boutique nebenan schwärmst, dann ist das eine großartige PR und die beste Empfehlung für diesen Shop. Besser als jede Anzeigenschaltung.

Das gilt allerdings auch für dich. Wenn du ungepflegt aus dem Haus gehst oder unfreundlich zu deinem Umfeld bist, dann reden die Leute sicher nicht besonders gut über dich. Bist du gepflegt, höflich und gut drauf, hat niemand Grund, über dich unvorteilhaft zu reden. Also achte darauf, was du über wen sagst und wem du es sagst.

Beautycase und Business

Wie möchtest du in Erinnerung bleiben? Wie ist der erste Eindruck, wie trete ich auf, wie wirke ich? Hochwertige Materialien sind deine Visitenkarte. Auch bei deinem Outfit. Mindestens ein Kleidungsstück sollte ein Markenstück sein. So fühlst du dich auch gleich um einiges wohler in deiner Haut. Probier es aus. Wenn du mit einer hochwertigeren Tasche einkaufen gehst, hast du ein anderes Auftreten als mit einer billigen Imitation. Und bitte nicht das Argument „Ich kann mir das nicht leisten". Es gibt genügend Outletstores. Ich rede hier von einer Tasche. Nicht mehr.

Ich werde beispielsweise auch niemals mit einem billigen Werbekugelschreiber eines anderen Unternehmens bei einem meiner Kunden sitzen und in einem Schulheft Notizen machen. Auch hier zählt Qualität!

Von der Unterhose bis zum Scheitel solltest du deine Linie und damit dein gepflegtes Außenbild stolz präsentieren. Auch eine Mutter kann in der Früh geschminkt in den Kindergarten kommen (wohl wissend, dass das einigen anderen Müttern gar nicht gefällt). Du bist du. Mich hat neulich die Mutter eines Freundes meines Sohnes angesprochen: „Du schaust in der Früh immer so frisch und gestylt aus. Wie schaffst du das nur?" Es war 8 Uhr morgens, ich war weder geschminkt noch ausgeschlafen, noch hatte ich die Haare spektakulär gerichtet. Aber ob ich in eine coole Jeans einsteige oder in eine ausgebeulte Jogginghose – der Zeitaufwand ist absolut der gleiche. Das gilt ebenso für das Oberteil und die Schuhe.

Sehr faszinierend finde ich den sogenannten Signaturlook. Den haben meist Personen, die in der Öffentlichkeit stehen: Sie haben ein unverkennbares Markenzeichen. Bei Karl Lagerfeld sind es die fingerlosen Handschuhe. Bei Victoria Beckham ist es ihr schlecht gelaunter Gesichtsausdruck. Udo Lindenberg ist stets in Lederhose, Brille und Hut unterwegs. Die Zigarre nicht zu vergessen.

Und du? Welches unverkennbare Markenzeichen passt zu dir? Schaff dir deinen eigenen, persönlichen Look. Das vereinfacht auch das Kleiderkaufen!

„Trage maximal 13 Teile am Körper (inklusive Unterwäsche, Schmuck und Handtasche). Dann bist du niemals ‚overstyled‘. Zu deiner Entlastung: Socken, Schuhe und Ohrringe zählen jeweils nur einfach.“ (Monika Scheddin)

Auch entsprechende Pflege gehört dazu. Ich meine jetzt nicht ein Milchbad, aber denk mal darüber nach, wo überall du zum Beispiel die Körperlotion verteilst?

Sind die Füße auch dabei? Das vergessen die meisten. Sie tragen dich ein ganzes Leben und haben das Recht, gepflegt zu werden. Ich kann auch nicht verstehen, dass man sich den Haaransatz zentimeterweise rauswachsen lässt, anstatt regelmäßig zum Friseur zu gehen. Allein der Stress, die Haare so zu legen, dass keiner einem aufs Haupt starrt. Was für ein Energieräuber!

Das „Pickerl" – oder auch der TÜV

Sobald der Kfz-Händler eine Karte schickt, dass das Auto ein neues Pickerl braucht, wird ein Termin mit der Werkstatt vereinbart. Und wie schaut es mit dir selbst aus? Wenn du ganz selbstverständlich zweimal im Jahr beim Gynäkologen bist und einmal im Jahr einen kompletten Gesundheitscheck machen lässt, dann kann ich nur gratulieren. Du hast die Verantwortung für dich selbst erkannt und übernommen. Wenn nicht, dann ruf gleich heute an und vereinbar einen Termin beim Arzt! So einfach geht das. Und wenn man dann gesagt bekommt, dass „alles gut" ist, dann trägt das zum allgemeinen Wohlbefinden bei und steigert die Lebenslust. Wenn das Ergebnis nicht gut ist, dann hat man die Krankheit aufgrund der regelmäßigen Vorsorgeuntersuchungen vielleicht noch rechtzeitig entdeckt und kann sie behandeln.

„Die wichtigste Person in deinem Leben bist du. Also behandle dich gut!"

Fixiere deine Termine
(die, die dir wichtig sind)!

„Ich finde mich fantastisch"

Das tägliche Mentaltraining für dein Selbstbewusstsein könnte so aussehen: Stell dich vor den Spiegel und rezitier voller Begeisterung, 1 x täglich und 4 x hintereinander, laut und deutlich folgenden Text:

1. Ich bin eine sympathische und erfolgreiche Persönlichkeit.
2. Ich habe eine charismatische Ausstrahlung und eine positive Wirkung auf meine Mitmenschen.
3. Ich bin optimistisch und voller Mut.
4. Klar und voller Tatkraft verwirkliche ich meine Wünsche und Ziele.
5. Automatisch ziehe ich genau die Menschen an, die mich bei der Verwirklichung meiner Ziele unterstützen.

(nach Émile Couè)

Diese Praxisübung zeigt bei konsequenter Durchführung auf jeden Fall Wirkung. Denn das Unterbewusstsein nimmt diese Botschaft nach einem gewissen Zeitraum an und speichert sie ab. Ich selbst tue mir allerdings damit sehr schwer und finde es kindisch, mich im Spiegel laut zu beweihräuchern. Als kleinen Trick habe ich deshalb in meinem Schlafzimmer auf einem kleinen Tischchen eine Zeitschrift mit der Headline „Ich finde mich fantastisch" liegen. Die lese ich automatisch, sobald ich aufstehe und ins

Bad laufe – jeden Tag. So werde ich auch nicht vom Ehemann erwischt, wenn ich mich laut schönrede. Ich lese es und speichere die Botschaft immer wieder ab. Ein kleiner Impuls, der gut tut und große Wirkung hat.

Damit du dein Selbstwertgefühl auf Vordermann bringen kannst, möchte ich dir noch eine weitere Übung zeigen. Sie führt dir vor Augen, was du wert bist und was du alles kannst. Unterschätz dich nicht!

Schreib bitte 20 positive Eigenschaften auf. Bei meinen Kursteilnehmerinnen kommt hier meist ein geseufztes „So viele krieg ich nicht zusammen!". Also ergänze ich, dass es auch Dinge sein können, die man gut kann oder die man im Leben erreicht hat und auf die man stolz ist. Als Beispiele gebe ich dann: Kuchen backen, lustig sein, ein Musikinstrument spielen können, Geburt deiner Kinder, Schulabschluss, Zertifikat vom Volkshochschulkurs, kreativ sein und so weiter.

Du wirst sehen, es kommt eine Menge zusammen. Und wenn du das alles aufschreibst und dich mit dir auseinandersetzt, bestenfalls mit einem Lächeln auf den Lippen, das sich üblicherweise nach kurzer Zeit automatisch einstellt, dann tut das deinem Selbstbewusstsein wirklich gut.

20 Dinge, auf die du stolz bist (gerne auch mehr):

Als Nächstes schreib Personen auf, die dir imponieren. Ob das die Lehrerin deines Kindes ist, die Nachbarin, Heidi Klum oder Barack Obama. Und dann notier, was dir an ihnen gefällt. Ist es die Optik, der Humor, das Auftreten, die Art, wie sie sich bewegen? Du wirst sehen, dass du mit den Menschen, die du bewunderst, einiges gemeinsam hast. Und das stärkt dein Selbstbewusstsein nur noch mehr.

Imposante Persönlichkeiten
und was dir an ihnen imponiert:

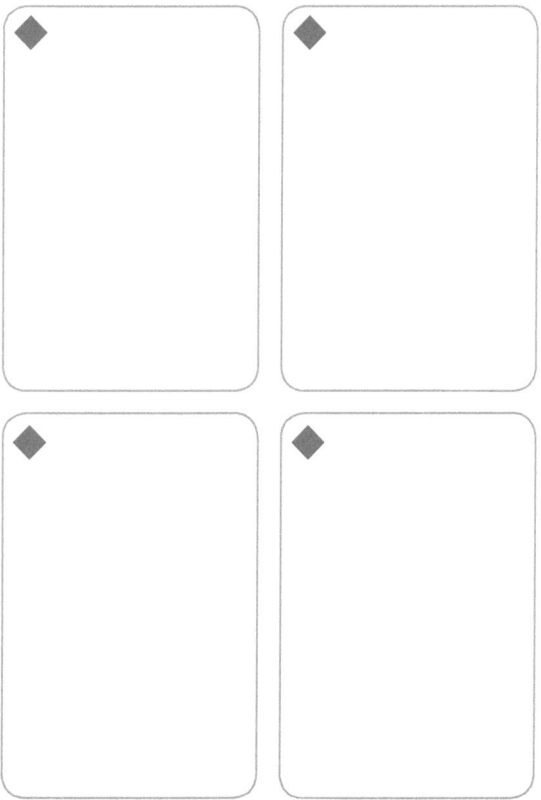

Kurzversion: Wenn dir diese Übung zu lange dauert, dann schreib die Buchstaben deines Namens von oben nach unten auf. Notier dann zu jedem Buchstaben eine deiner positiven Charaktereigenschaften, die mit diesem Buchstaben beginnt. Bei mir steht zum Beispiel: K = kommunikativ, A = ausgeglichen, T = tough, H = humorvoll, A = aufgeschlossen, R = resolut, I = intelligent, N = neidlos, A = ausdauernd. (Quelle: Kerstin Hack, Power-Fragen. Impulse für Lösungen, Berlin 2007)

Schreibe die Buchstaben deines Vornamens untereinander, verbunden mit einer positiven Eigenschaft, die mit gleichem Buchstaben beginnt:

„Mach dich sichtbar"

Je hochwertiger die Kleider, das Auto, das Haus, umso erfolgreicher bist du. Wie viel Wahrheit dahinterstecken kann, zeigt diese Geschichte.

Die Bekannte einer Freundin hat sich in München als Unternehmerin selbstständig gemacht. Die Mieten für ein Büro sind dort extrem hoch. So hat sie sich in ein Gemeinschaftsbüro eingemietet. Wochen vergehen, die Kunden bleiben aus. Die Netzwerke sind bedient worden, daran kann es nicht liegen. Sie ist eine top Beraterin. Kurzentschlossen und auf volles Risiko sucht sie sich Räumlichkeiten in der Maximilianstraße. Kaltmiete: 3.000 Euro. Das Fassadenschild mit ihrer Firmenaufschrift hängt keine zwei Tage, da kommen die ersten Klienten.

Fazit: Erst jetzt wird sie wahrgenommen. Jemand, der sein Büro in einer der teuersten Straßen Münchens hat, muss automatisch gut sein. Kauf aber deshalb keine Mercedes-S-Klasse auf Pump, die dich in den Ruin treibt. Unsichtbar bleiben und sich als Unternehmer totsparen ist allerdings auch nicht gut. Finde den passenden Mittelweg für dich! Denk einfach mal in eine andere Richtung. Meine Freundin aus Hamburg nennt das „Big Picture". Das heißt in großen Bildern denken und visualisieren. Probier es aus und warte ab, welche Überraschungen auf dich zukommen.

Was ist Erfolg?

In meinen Vorträgen stelle ich meist folgende Fragen: „Was macht ein erfolgreiches Leben aus? Was macht ein erfolgreiches Leben für DICH aus? Ist man erfolgreich, wenn man glücklich ist oder ist man glücklich, wenn man erfolgreich ist?

„Erfolg funktioniert langfristig nur dann, wenn wir das tun, was wir gerne tun. Und zwar zu mindestens 70 %!"

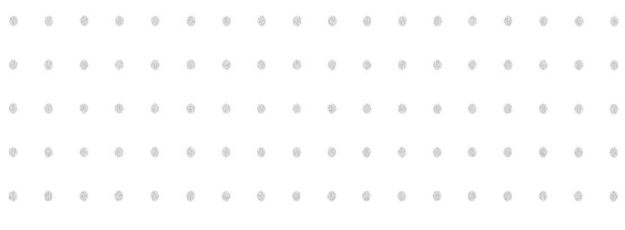

Was macht ein erfolgreiches Leben für dich aus?

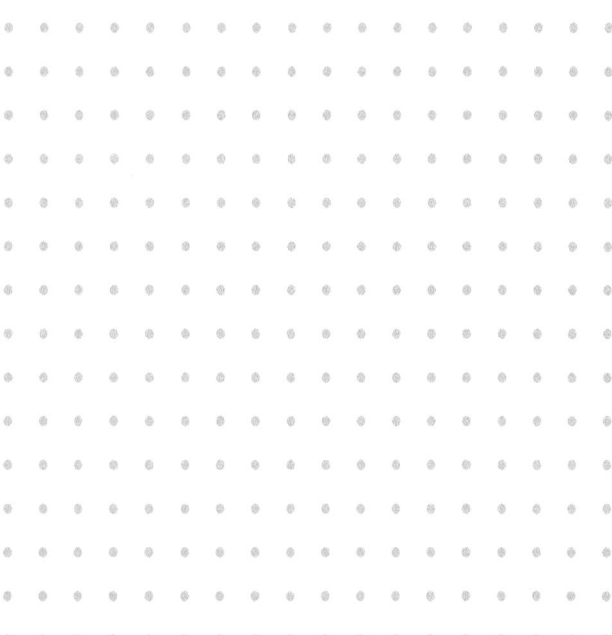

Netzwerken ist pures Gold wert

Dieses Thema ist so umfassend, dass es hier nur kurz angerissen und sicher irgendwann in einem eigenen Buch ausführlich behandelt wird. Ich bin absolute Vollblutnetzwerkerin und lebe das jeden Tag. Ob ich eine Freundin mit einem Geschäftskollegen meines Mannes verkupple oder dem Koch unseres Lieblingshotels ein Appartement organisiere, das meine Schwägerin zufällig zu vermieten hat. Man muss nur die Antennen ausfahren, global denken und dann die passenden Menschen zusammenbringen. Netzwerken ist ein viel zu rationaler Begriff dafür. Ich sehe es eher als einander gegenseitig Gutes tun. Netzwerken beginnt bereits bei einer Restaurantempfehlung. Bevor ich lange im Internet recherchiere, greife ich doch lieber auf einen guten Tipp aus meinem Freundeskreis zurück und alle profitieren davon. Der Gastwirt hat mit uns neue Gäste, ich bin über die großartige Empfehlung glücklich und der Tippgeber freut sich, uns und dem Restaurantbesitzer etwas Gutes getan zu haben. Ein Geben-und-Nehmen-Prinzip und ein wunderbares Instrument, um sich und seine Bedürfnisse „unter die Leute" zu bringen.

Eine meiner besten Freundinnen hat über ihren Steuerberater ihre Traumimmobilie gefunden. Ohne Maklerprovision und in dem Vertrauen, dass sie nicht über den Tisch gezogen wird. Du suchst einen Job in einer Boutique oder eine Praktikumsstelle für deine Tochter? Ein Grafiker für deine Website ist gefragt, Kontakte zur Presse, ein guter Rechtsanwalt, eine Reinigungskraft? Überleg, wer aus deinem Freundeskreis hier weiterhelfen kann oder Bekannte hat, die das können. Du hast sie alle in deinem Umfeld.

„Wenn du schnell gehen willst, gehe allein. Wenn du weit gehen willst, gehe mit anderen."
(Afrikanisches Sprichwort)

Setz die Menschen in Kenntnis, die auf deinem Weg zum Ziel behilflich sein können: Friseurin, Kosmetikerin, Nachbarin, Familienangehörige, Freunde, Kollegen. Streu immer und immer wieder deine Veränderungswünsche ein. Ich suche eine Wohnung, ich möchte einen neuen Job, ich brauche ein neues Auto, einen Babysitter, eine Putzfrau, eine Praktikumsstelle für meine Tochter. Du siehst: Vieles ist zum Greifen nah!

Häng dir ein Blatt Papier an den Kühlschrank und schreib die Namen auf, die dir beim Spülen oder Kochen einfallen. Was dir etwa beim Autofahren oder Duschen einfällt, merken und auf das Blatt übertragen. In kürzester Zeit ist der Zettel voll, du wirst sehen. Denn du hast mehr wertvolle Kontakte, als du denkst.

Erstelle deine Netzwerkliste.
Wer könnte dir weiterhelfen?

Reduziert leben – der pure Luxus

Was hat Fußpflege und das Ausmisten des Kleiderschranks mit Coaching zu tun? Ganz einfach: Sich wohlfühlen fängt vor allem bei sich selbst an.

Das Wort „reduziert" ist derzeit eines meiner Lieblingsworte. Ich denke mir oft: Wäre unser Haus, vor allem der Garten, kleiner, der Kleiderschrank weniger gefüllt, der Kühlschrank übersichtlicher und wären die Spielsachen meiner Kinder weniger, dann hätte ich viel mehr Zeit und weniger Arbeit. Auf Bäume klettern und Klingelstreiche sehen die Kids dann als liebste Freizeitbeschäftigung, ganz nach dem Motto „Weniger ist mehr".

Auch beim Einkaufen bin ich oft überfordert, wühle mich durch die Massen an Käse-, Joghurt- und Wurstsorten, bis ich meine, das Richtige gefunden zu haben, oder vor lauter Überangebot gar nichts davon nehme. Ich möchte nicht auf hohem Niveau jammern, aber sich da zu entscheiden ist oft sehr mühselig und erschwert das Leben. Und es kostet vor allem kostbare Zeit.

In so vielen Bereichen können wir selbstbestimmt „ausmisten" und uns so das Leben erleichtern und vereinfachen. Oder uns mit kleinen Ritualen selbst mehr Wertschätzung und Aufmerksamkeit entgegenbringen. Für mich fängt Selbstcoaching schon bei diesen alltäglichen Dingen an. Hier gilt es für mich in logischer Konsequenz, den Alltag von früh bis abends zu reflektieren. In meinem Zuhause und in meinem Einkaufsverhalten habe ich einiges abgeschafft und geändert. Erdbeeren aus der Türkei interessieren mich nicht. Ich bevorzuge regionale Produkte aus unserem Land.

Wie lange stehst du vor dem Kleiderschrank und überlegst, was heute wohl passen würde? Unzählige Kleidungsstücke schreien: „Zieh mich an!" Tja, und dann greifst du trotzdem wieder zu den üblichen Teilen und kommst gar nicht auf die Idee, die Stücke einmal ganz anders zu kombinieren. Dabei wäre es doch so einfach. Und noch einfacher wäre es, wenn es nur drei perfekt passende Hosen und fünf perfekt dazu passende Oberteile und ein paar Accessoires im Kleiderschrank gäbe.

Und beim Kofferpacken wende am besten den 1-2-3-Trick an! Das heißt: 1 Hose, 2 Oberteile, 3 Accessoires = 5 unterschiedliche Outfits. Denn auch ein Kleiderschrank kann kompliziert sein. Ist er gut gemanagt, erleichtert das den Alltag ungemein.

Ent„sorgen"

Weniger Sorgen, wenn weniger da ist? In vielen Fällen trifft das zu. Wie Hermann Scherer in seinem Buch „Glückskinder" so treffend sagt: „Denn das Materielle belastet uns nicht auf physische Art, weil es vorhanden ist, sondern durch die Energie, die es uns kostet, die Sachen in unseren Köpfen zu beachten, zu verwalten, die Verantwortung dafür zu übernehmen, das Zeugs zu ordnen, wiederzufinden."

Was kannst du also noch entsorgen? Die unzähligen Probepackungen, die das Regal im Bad schon überquellen lassen? Oder die etlichen Zeitschriften, die du aufbewahrt hast, weil du nochmals darauf zurückgreifen könntest (auf den Hoteltipp oder das Rezept). Ich fotografiere solche Tipps mit meinem Handy, meist beim Friseur, und speichere sie nach Themen ab: Rezepte, Hoteltipps, Urlaub, Freunde, Familie, Funny.

Setz die Entsorgung in deinen vier Wänden fort. Schaff dir Luft und Raum. Lösch deinen E-Mail-Eingangsordner der letzten beiden Jahre, ordne die Steuerunterlagen und wirf ab und zu einen Blick auf deine Finanzen. Vielleicht gibt es einen Handytarifanbieter, der viel günstiger ist. Hast du für die Pension ausreichend vorgesorgt oder gilt es, hier zu reagieren?

Du wirst sehen, Ordnung halten und den Überblick bewahren beruhigt und macht zufrieden. Wenn du in allen Lebensbereichen gut aufgestellt bist, kannst du nur erfolgreich sein. Mein Leben steht auf vier Säulen: Familie, Gesundheit, Beruf und soziale Kontakte. Wenn eine Säule wackelt, können drei noch gut ausgleichen. Wackeln zwei Säulen, dann wird es kritisch. Dann heißt es, das Gleichgewicht wieder herzustellen.

Welche Säulen hast du? Ob im Büro oder zu Hause – miste aus! Eventuell auch in deinem näheren Umfeld. Auch Freunde können einen mitunter sehr beanspruchen und anstrengend sein. Das Verhältnis sollte ausgeglichen sein. Es sollte immer ein Geben und Nehmen sein. Wenn nur eine Seite gibt, gilt es, das zu erkennen und zu ändern. Auch wenn das der andere nicht versteht und es eventuell die Freundschaft kostet. Es ist deine Zeit!

Auch in meiner Familie habe ich feste Auszeiten festgelegt. Nicht oft, aber wenn ich sage: „Mama braucht eine Stunde für sich", dann wird das problemlos akzeptiert. Meist verwende ich dafür den unglaublich schönen Satz auf Englisch: „Please leave me in peace." Den habe ich von unserer Englischlehrerin Sherene. Wir haben uns in einer kleinen Mädelsrunde zusammengeschlossen und Privatunterricht genommen (fällt unter das Thema „Verrücktes tun").

Jetzt hast du schon einiges für dich geregelt. Dein Stundenkonto ist mit wertvollen Inhalten gefüllt. Die ungeliebten Rollen sind reduziert, die geliebten Rollen nehmen mehr Platz ein. Du hast mehr Zeit für dich. Ausgemistet hast du auch. Wunderbar!

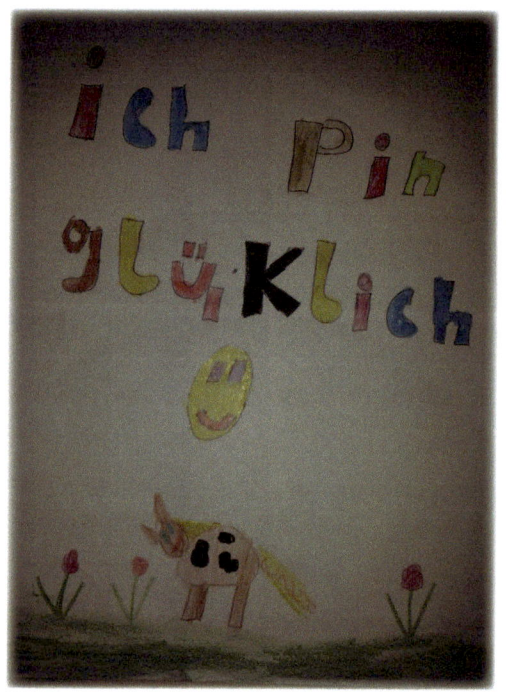

Hat meine Tochter mir gemalt. Bei mir im Büro.
Einfach so, ohne Anlass.

Mach dein Leben spannender!

Wir Menschen neigen dazu, sehr kompliziert zu denken, dabei sind viele Dinge so einfach. Ein Beispiel: Drei Leute befinden sich in einem Heißluftballon. Ein Arzt, ein Philosoph und ein Politiker. Der Ballon verliert an Luft und nur zwei überleben, wenn einer über Bord geht. Wer sollte das sein? Ich merke, wie du grübelst. „Der Arzt wird bei der Bruchlandung gebraucht. Der Politiker regiert ein Land. Dann eben der Philosoph. Oder doch der Politiker?" Ganz einfach. Die beste Antwort lieferte ein Kind: „Der Dickste!"

Oft liegt die einfachste Lösung oder Antwort meist direkt vor der Nase. Gerade Kinder sind hier meine Vorbilder. Warum erscheint einem Kleinkind der Tag so lange? Weil es so vieles neu erleben darf, was für uns schon normal ist. Wie schmeckt Chilisauce, eine Avocado, Käse? Wie ist es, das erste Mal mit einem Flugzeug zu fliegen oder das Meer zu sehen? Jeden Tag gibt es neue Eindrücke zu verarbeiten. Aber das können wir auch. Leben für das Neue. Wenn du die Wohnung wechselst, hast du ganz neue Nachbarn, Geschäfte, Geräusche, Gerüche und so weiter. Im Urlaub kannst du ein neues Land erkunden, neues Essen kennenlernen. Gesangsunterricht kann man auch noch mit 50 nehmen. Entdeck ganz neue Talente in dir!

Greif jetzt zum Telefon und melde dich zum Tanzabend an. Direkt, sofort und ohne Umwege kannst du dein Leben mit aufregenden neuen Inhalten füllen.

> **„Bewahre immer den Sinn für Neues, denn es macht das Leben bunter, interessanter und vollkommener."**

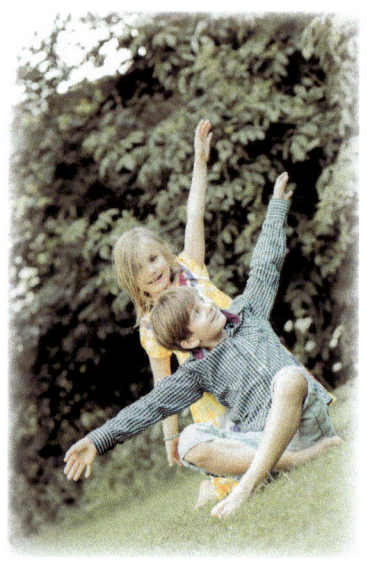

Kinder sind die besten Lehrmeister, wenn es darum geht, uns Erwachsenen zu zeigen, wie wenig es braucht, um Freude zu haben. Wir können uns vieles von ihnen abschauen.

Einfach charmant und direkt

Meine Tochter wurde bei ihrer Einschulung von der damaligen Direktorin persönlich begrüßt. Das Licht strahlte unvorteilhaft auf sie herab und meinte Tochter fragte ganz direkt: „Wieso hast du pinke Haare? Es ist doch noch nicht Fasching?" (Ich gebe zu, sie waren einfach nur schlecht in einem fürchterlichen Rot gefärbt.)

Ich habe mir abgewöhnt, mich für solche Aussagen meiner Kinder zu entschuldigen. Kinder sind so. Sie sagen, was sie denken. Bei Erwachsenen lässt sich so etwas nicht ganz so leicht entschuldigen. Unserem Unmut sollten wir allerdings unbedingt freien Lauf lassen.

Wenn mein Prosecco keinen Blubber mehr hat, lasse ich ihn zurückgehen. Wenn das Essen lauwarm ist oder die Farbe beim Friseur nicht passt, dann deponiere ich das. Ich kann dabei schon einmal sehr direkt werden, mit den richtigen Worten und dem richtigen Ton muss das auch gar nicht verletzend sein. Je nach Situation wende ich dabei verschiedene Methoden an und habe festgestellt, dass mit Augenzwickern und charmanter Ansprache bei männlichem Gegenüber vieles möglich ist.

Grundsätzlich bin ich der Meinung, dass Männer am liebsten schnurrende Kätzchen mögen. Die weibliche Unabhängigkeitserklärung „Schatz, ich habe das Regal schon aufgebaut" kommt beim Mann nicht wirklich gut an. „Ich schaffe das auch allein!" ist typisch für Frauen, die besonders stark wirken wollen. Probier deshalb einfach einmal den Satz „Ich brauche deine Hilfe" aus. Du wirst sehen, er wirkt Wunder, auch wenn dir diese Verhaltensänderung schwerfällt. Männer wollen gebraucht werden und uns tut es nicht weh, manchmal so zu tun, als wären wir ohne sie verloren (auch wenn wir es nicht sind). Ich finde, wir Frauen sind viel talentierter als Männer, was bluffen betrifft. Diese Gabe können wir geschickt einsetzen.

Und wenn ich mich unhöflich angesprochen fühle, dann werde ich umso freundlicher. Das hat eine tolle Wirkung, denn damit rechnet mein Gegenüber nicht. Das tut unheimlich gut und ist befreiend. Vor allem ändert es meist die Situation zu meinem Vorteil. Und mein Gegenüber hat die Chance zu reagieren. Teste es selbst!

Ein Beispiel: Neulich war ich bei meiner Hausärztin, zu der ich seit Jahren ohne Termin zum Blutabnehmen gehe. Es war Montag und das Wartezimmer war voll. Ich hörte, wie sie ihrer Assistentin ihren Unmut mitteilte, was jeder mithören konnte: „Warum sind heute so viel zum Blutabnehmen da? Das passt mir gar nicht." Ich verabschiedete mich kurzerhand mit dem Resultat, dass mich beide entsetzt und sichtlich irritiert anschauten. „Ich komme dann ein anderes

Mal wieder, wenn es besser in den Plan passt" war meine Erklärung. Es dauerte zwei Tage, dann sprach mir die besagte Ärztin sehr lieb auf Band: „Es wäre schön, wenn ich Sie bald wieder bei mir antreffen würde." Geht doch! Sie hat jedenfalls dazugelernt und ich gebe ihr eine zweite Chance. Sei viel öfter direkt, frech und wenn nötig auch ungehalten, wenn dir danach ist. Du brauchst dir nicht alles gefallen zu lassen.

Auch dieses Demütige und Unterwürfige tragen wir oft in uns. Neulich erwischte ich mich dabei, wie ich zu meiner Freundin und Nachbarin sagte: „Könnte ich bitte deinen Rasenmäher ganz kurz ausleihen? Aber wirklich nur, wenn es dir nichts ausmacht! Das wäre wirklich großartig von dir." Wenn das meine Freundin umgekehrt zu mir sagen würde, dann würde ich mich wundern, da das völlig selbstverständlich für mich ist. Aber wir sind so erzogen. „Dürfte ich … Könnte ich … Wäre es möglich, dass …" Diese Satzbauten sollten abgeschafft werden. Das gilt im Übrigen auch für Geschäftsbriefe bei Sätzen wie: „Über eine weitere Zusammenarbeit würde ich mich sehr freuen." Umwandeln in: „Über eine weitere Zusammenarbeit freue ich mich!" Das ist klar und deutlich und hat keinen so bittstellenden und unterwürfigen Charakter.

Einmal im Jahr etwas Verrücktes tun

Ich finde, man spürt das Leben dann, wenn man sich Herausforderungen stellt oder etwas macht, was man sich schon lange vorgenommen hat. Oder eben etwas Verrücktes tun. Das finde ich total sympathisch. Ich zum Beispiel werde dieses Jahr mit meinem Mann den Segelschein machen. Was ist daran so besonders? Die Tatsache, dass wir es immer wieder aufgeschoben haben und nun damit Schluss ist. Dinge, die ich gerne tue, plane ich fix ein. Du kannst dich heute dazu entscheiden, den Piloten- oder Motorradführerschein zu machen. Oder mit 45 Jahren einen Kurs im Poledance belegen. Why not! Ich habe vor kurzem einen Schwimmkurs im Kraulen belegt. Mein Mann und die Kinder konnten es gar nicht glauben. Ich hatte es keinem gesagt. Das war ein großartiges Erlebnis, ganz für mich allein.

„Die Erweiterung deiner Fähigkeiten ist immer ein Zugewinn an Freiheit und Lebensfreude. Was du lernen willst, entscheidest du, in unserer westlichen Welt steht dir alles offen."

Oder in einen vollen Fahrstuhl steigen und alle mit einem ganz lauten „Grüß Gott" begrüßen. Mach das einmal, mein Mann hat das schon getestet und macht es mittlerweile mit großer Begeisterung. Eine wirklich lustige Situation. Es braucht nur Überwindung.

Was wirst du dieses Jahr Verrücktes tun?

Und was möchtest du noch erleben?

Mir persönlich gefällt auch die Idee der „Löffel-
liste" sehr gut. Sie enthält alles, was ich noch erleben möchte, bevor ich „den Löffel abgebe".

„Warte niemals, bis du Zeit hast."
(Chinesisches Sprichwort)

Zeitlos

Wir verhalten uns oft, als würde das Leben unendlich dauern. Aber wenn wir den 40er feiern, kommen
Sprüche wie: „Gratuliere zur Halbzeit!" Wir können
nicht davon ausgehen, dass die Sonne morgen für
uns noch scheint. Deshalb ist es so wichtig, den Tag
bewusst zu erleben, im Hier und Jetzt. Es ist nicht
immer leicht, so zu denken, und die Zukunft birgt
viele Fragen. Aber mit Übung und Geduld kommst
du dorthin. Egal was du im Moment tust, ob Zeitung lesen oder kochen, ob mit den Kinder spielen
oder spazieren gehen. Denk dabei nicht, was noch
alles zu erledigen ist, sondern nimm ganz bewusst
genau diesen Moment auf. Wenn ich lese, lese ich.
Wenn ich koche, koche ich. Probier es aus! Es wird
dir am Anfang nicht immer gelingen. Es ist ein Prozess. Aber man kann es erlernen. Bleib dran, bis du
es geschafft hast!

Ausgebremst werden wir von der Zeitbestimmung, die der Mensch erfunden hat. Deshalb denken wir auch oft, die Zeit läuft uns davon. Was wäre, wenn wir die Zeit abschaffen würden? Keine Geburtstage, keine Feiertage, keine Termine, keine Uhrzeit, keine Jahreswechsel. Einfach zeitlos. Es gibt nur die naturbedingten Jahreszeiten. Der Mensch würde sich sicher weniger unter Druck gesetzt fühlen. Mir gefällt diese Vorstellung.

Ein gelebter Traum

Mein Vater kam 1984 mit über 60 Jahren auf die Idee, ein Flugzeug zu bauen. Kein normales, kein Baukastensystem. Nein, eines, das die Welt noch nicht gesehen hat. Sein Name „Comet Sappho B + MS 80" ist einem Kolibri mit der inzwischen veralteten französischen Bezeichnung „Comète sapho" nachempfunden, der aussieht, als hätte er vier Flügel, da er einen ungewöhnlich breiten gegabelten Schwanzfächer hat. Mein Vater konnte ihn bei einer Expedition im Amazonasgebiet beobachten. Als passionierter Pilot verwirklichte er sich den Traum, ein Experimentalflugzeug zu bauen, das die besten Eigenschaften der über 50 Flugzeugtypen, die er geflogen hatte, vereint. Dieses Projekt wurde vom ehemaligen Flugzeughersteller Dornier begleitet. Die Firma dokumentierte und analysierte alle Bauschritte, Technik und Verarbeitung waren mit strengsten Auflagen versehen.

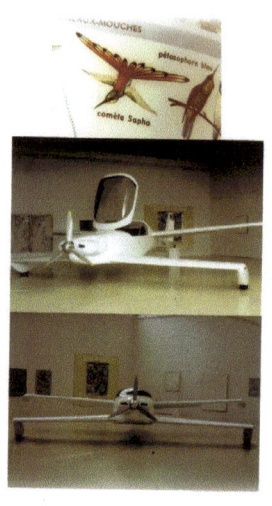
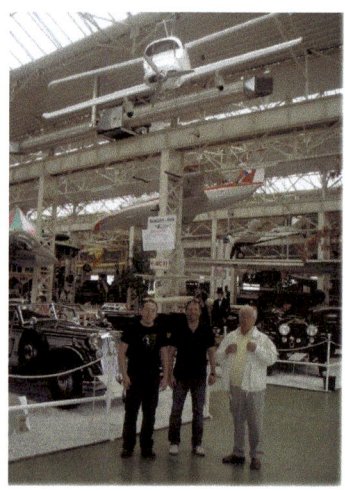

Die Comet Sappho, rechts mein Vater mit meinem Bruder
(Mitte) und dem Manager des Technik Museum Speyer
(links)

Während die Schulfreunde im Sommer am See la-
gen, war mein Bruder damit beschäftigt, meinem
Vater zu helfen. Auch ich half etliche Stunden aus
und meine Mutter polsterte das Cockpit. Und mein
Vater wendete mehr als 15.000 Arbeitsstunden
für seinen Traum auf. Laut Berechnung von Dornier war die „Comet Sappho" damals das schnells-
te und sparsamste Flugzeug der Welt und zudem
das einzige selbstkonzipierte Langstreckenflugzeug
Deutschlands. 1991 dann der erste Testflug. Allein
der Mut, in ein selbstgebasteltes Flugzeug zu steigen
und loszufliegen, ist schon enorm. Die Geschichte

endete damit, dass mein Vater schließlich mit weit über 70 Jahren sein geliebtes Flugzeug nicht mehr fliegen konnte, weil seine Sehkraft nachließ. Außerdem fand sich kein Käufer, da es sich um einen Experimentalflieger handelte, also ein Flugzeug, das noch keine offizielle Zulassung hatte. Ganz abgesehen davon, wie viel in dieses Projekt investiert worden war und wie viel Zeit die ganze Familie dafür geopfert hatte, also eine herbe Enttäuschung.

Bis heute ist die „Comet Sappho" für mich das schönste Flugzeug der Welt. Mit viel Liebe zum Detail und Phantasie. So ist der Steuerknüppel ein Papageienkopf mit Augen aus Diamanten. Ein echtes Schmuckstuck, auf Ausstellungen und Vernissagen als Kunstobjekt herumgereicht.

Ich war damals noch zu jung, um einen Sponsor zu suchen oder die Vermarktung zu übernehmen, und mein Vater ist mehr Künstler als Unternehmer. Also stand sie da in ihrer Schönheit oder besser gesagt „lag sie". In unzählige Einzelteile zerlegt, verpackt und über viele Jahre auf einem Hänger gelagert. Das belastete die ganze Familie sehr. Im Jahr 2010 sah ich es als meine Aufgabe an, Seelenfrieden zu schaffen und mich der Sache anzunehmen. Es musste eine Lösung her.

Gedanklich ging ich viele Ideen durch. Wer könnte mit der Maschine etwas anfangen? Es müsste jemand sein, der wie mein Vater ein Visionär ist und für seinen Traum lebt. Und dann fiel mir der Red-Bull-Chef Dietrich Mateschitz ein. Er ist auch flugzeugbegeistert, wie der Hangar-7 in Salzburg zeigt, und ein Paradebeispiel dafür, dass es keine Grenzen gibt, wenn man seine Träume verwirklichen will.

Ich schrieb ihm also einen Brief und nach nur wenigen Tagen kam tatsächlich der Anruf. Das Interesse war da und ein Besichtigungstermin wurde vereinbart. Hannes Arch (Weltmeister der Red Bull Air Race Series 2008) und der Geschäftsführer vom Hangar-7 kamen ganz spektakulär mit einer offenen Rennmaschine angeflogen.

Mein Bruder und ich bauten die Comet Sappho dazu am Vortag auf und richteten sie optisch ansprechend her. Schon der erste Blick überzeugte und wir bekamen die Zusage, sie als festen Bestandteil im Hangar-7 als Ausstellungsstück präsentieren zu dürfen. Mittlerweile hängt das Flugzeug im Technik Museum Speyer in Deutschland von der Decke und Menschen von überall her können sie bestaunen. Bei meiner Familie ist Ruhe eingekehrt und alle sind zufrieden. Und ich fühle mich gut, weil ich es geschafft habe, das für meinen Vater möglich zu machen.

Wie man an dieser Geschichte so eindrucksvoll sieht, gibt es immer Wege und Lösungen. „Wer nicht wagt, der nicht gewinnt!" Wenn du etwas nicht ausprobierst, kannst du nicht wissen, ob es klappt. Vertrauen und Hoffnung sind dabei eng verbunden. Selbst wenn das Konzept nicht so aufgeht, wie man sich das gewünscht hat, kann man stolz darauf sein, dass man es probiert hat. Es braucht bei jeder Veränderung oder Zielumsetzung auch Mut zum Scheitern.

> **„Wer aufhört zu träumen,**
> **der hört auf zu leben."**

Fragen mit großer Wirkung

Abschließend noch einige Fragen, die große Wirkung haben und die ich durchgehend in meinen Seminaren stelle. Sie sind auf jede Situation und jeden Anlass übertragbar. Richte diese Fragen stets auf dich und dein Thema aus.

„Was müsste passieren, damit es dir noch schlechter geht?"

Bei dieser Frage wird es still im Raum. Die Teilnehmerinnen überlegen, gehen in sich. Und beim Aufzählen und Nachdenken kommt der Wendeeffekt, dass du deine eigene Situation gar nicht mehr so schlimm siehst.

Deine Antwort:

„Welchen Grund hast du, an deiner Beziehung oder Situation – Job, Freunde, Partner, Wohnung, Stadt etc. – festzuhalten, und welchen Grund hast du zu gehen?"

Deine Antwort:

„Was hat dich davon abgehalten, früher zu gehen, die Situation zu ändern?"

Deine Antwort:

„Welchen Vorteil oder gar Nutzen hat deine jetzige Situation?"

Deine Antwort:

„Was würdest du verlieren oder vermissen, wenn ab sofort dein Problem nicht mehr da wäre?"

Deine Antwort:

„Wie hast du schon einmal ein ähnliches Problem gelöst und wer oder was hat dir dabei geholfen?"

Deine Antwort:

Und zum Schluss stell dir selbst sieben Fragen, auf die du gerne eine Antwort hättest. Ganz intuitiv, ohne lange nachzudenken.

Deine Fragen:

Dein persönliches Basispaket

Vereinbare deine Termine bei Arzt,
Kosmetiker, Friseur, Steuerberater,
Versicherungsberater, Bankberater
(was dir wichtig erscheint).

Was wirst du ausmisten und bis wann
(Zeitplan anlegen)?

Lege eine Liste mit deinen persönlichen
„schönen Momenten" an.

Welches Selbstmanagementtool hast du für
deine Situation gewählt? Vielleicht mehrere?

Überlege dir die Schritte, die du setzen wirst,
und erstelle dazu einen passenden Zeitplan
(Step by Step).

Welche Kontakte helfen dir dabei?
(Netzwerken)

Nicht vergessen: Belohne dich!

Zu guter Letzt

Wir können uns jeden Tag selbst Gutes tun. Wenn nicht wir, wer dann? Das Leben kann wunderbar sein und schwierige Zeiten sind einfacher zu bewältigen, wenn man das Prinzip des Wohlfühlens an sich selbst gut geübt hat und hilfreiche Tools kennt, um es leichter zu machen.

Selbstreflexion ist nicht immer einfach. Aber ich gratuliere dir dazu, dass du dich darauf eingelassen hast. Das ist bereits der erste Schritt zu einer gewollten Veränderung!

Deshalb verabschiede ich mich jetzt wieder von dir. Das ist der Grund, warum das Buch „Freundin auf Zeit" heißt. Weil ich dich eben nur so lange begleite, bis du dich selbst auf den Weg gemacht hast.

Ich hoffe, dieses Buch hat dich ein Stück näher zu dir und deinen Vorstellungen vom Leben gebracht und die eine oder andere Veränderung herbeigeführt, die deinen Alltag schöner macht und erleichtert. Denk daran, nur wenn man etwas gerne macht, ist man erfolgreich. Das gilt für dein privates Umfeld genauso wie in deiner beruflichen Laufbahn!

Verlier nicht die Geduld mit dir, wenn du mal vom Weg abkommst. Das passiert selbst mir. Mein Mann pflegt dann zu sagen: „Miss Coach, dass müsstest du aber wissen!" Ja, auch ich bin nicht perfekt. Möchte ich auch gar nicht sein. Aber ich habe Mechanismen für mich gefunden, wie ich wieder in die Spur komme, und das ist sehr hilfreich und spornt mich immer wieder aufs Neue an. Wenn ich mir selbst vertraue, vertrauen mir auch andere.

Den Weg für sich und für ein besseres Leben zu finden, ist absolut individuell. Die Schritte dahin umzusetzen, das schaffst nur du allein. Die Kraft und der Wille kommen aus dir heraus. Auch eine Kursänderung und Korrekturen auf deinem Weg sind legitim. Der Weg ist ein Prozess.

Bitte nimm dir die Zeit, um deine Landkarte, deine Lebensinhalte zu kreieren wie ein Bild. Verwende dazu bunte Farben. Das macht das Leben fröhlicher. Ich wünsche mir, dass ich dir dazu einen passenden Rahmen geliefert habe.

And the Oscar goes to …

An meinen Ehemann, der mich „so liebt, wie ich bin", und meine Kinder, die mich jeden Tag lehren, wie leicht das Leben sein kann, wenn man es mit Kinderaugen sieht. An meine Eltern, die einen bodenständigen Menschen aus mir gemacht und immer an mich geglaubt haben. Papa, du bist für mich ein Visionär, Lebenskünstler und Poet. Danke, dass du nie aufgehört hast zu träumen! Danke, Mama, dass du diese Seiten meines Vaters mitgetragen hast. Du hast mir gezeigt, wie Familienzusammenhalt funktioniert!

Danke an all meine wichtigen Wegbegleiter, Freunde, Unterstützer und Mentoren, die mich protegiert und geprägt haben. Ohne euch wäre ich nicht da, wo ich bin.

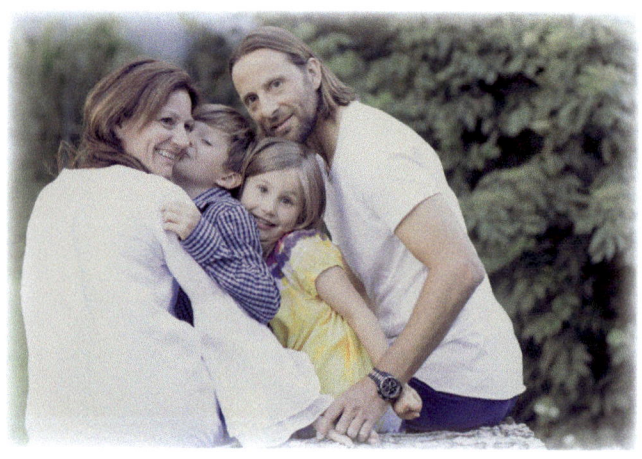

Meine persönlichen Lesetipps

„So coache ich. 25 überraschende Impulse, mit denen Sie erfolgreicher werden" von Sabine Asgodom, München: Kösel 2012.

„Wecke die Diva in dir! Erfolgreich mit Glamour-Effekt" von Monika Scheddin, München: Kösel 2011.

„Glückskinder. Warum manche lebenslang Chancen suchen – und andere sie täglich nutzen" von Hermann Scherer, Frankfurt am Main: Campus Verlag 2011.

„Coaching = Leistung durch Führung" von Reiner Czichos, 3. Aufl., München: Ernst Reinhardt 2002.

„Jetzt nehme ich mein Leben in die Hand. 21 Coaching-Profis verraten ihre effektivsten Strategien" von Christine Koller und Stefan Rieß (Hrsg.), 4. Aufl., München: Kösel 2011.

„Coaching erfrischend einfach. Einführung ins lösungsorientierte Kurzzeitcoaching" von Daniel Meier und Peter Szabó, Luzern: SolutionSurfers 2008

„Coaching – Basics. Menschen begleiten und fördern" von Kerstin Hack, Berlin: Down to Earth Verlag 2008.

„Lebensfreude. Die Fülle des Lebens entdecken" von Kerstin Hack, Berlin: Down to Earth Verlag 2010.

„Selbstcoaching. Überlegt handeln, konsequent umsetzen" von Christoph Schalk, Berlin: Down to Earth Verlag 2011.

„Coaching im Unternehmen" von Angela Witt-Bartsch und Thomas Becker, Freiburg: Haufe 2010.

„Glücklicher. Lebensfreude, Vergnügen und Sinn finden mit dem populärsten Dozenten der Harvard University" von Tal Ben-Shahar, München: Goldmann 2007.

„Wege zur erfolgreichen Teamentwicklung. Mit dem SolutionCircle Turbulenzen im Team als Chance nutzen" von Daniel Meier, Bremgarten: SolutionSurfers 2004.

„Coaching. So spornen Manager sich und andere zu Spitzenleistungen an" von Horst Rückle, 2. Aufl., Landsberg: Moderne Industrie 2001.

Über die Autorin

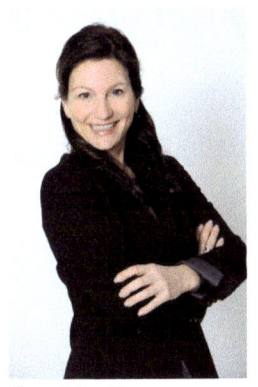

Katharina Hofer-Schillen arbeitet seit 2002 als freie PR-Beraterin, Kommunikations- und Erfolgstrainerin. Schwerpunktthemen ihrer Agentur mit Sitz in Kärnten sind klassische PR-Beratung, Firmenseminare und journalistische Tätigkeiten.

Copyright: Zore

Als ehemalige Pressesprecherin bei der ProSieben-Sat.1 Media AG in München und zuvor als Mitarbeiterin in leitender Position beim Deutschen Sparkassenverlag in Stuttgart im Bereich Zielgruppenmarketing, kennt sie alle Mechanismen professioneller PR- und Kommunikationsarbeit.

Das Motto der zertifizierten Erfolgstrainerin: „Nicht jammern, sondern ändern!

Einzelpersonen können an den öffentlichen Seminaren teilnehmen. Diese sind ebenso für firmeninterne Trainings buchbar. Gruppenworkshops sind bereits ab 5 Personen buchbar.

Neugierig geworden?
Alle Informationen und Termine sind auf der Website **www.schillen-friends.com** zu finden.